Prüfungstraining für Zahnmedizinische Fachangestellte

umweltfreundlich
... weil auf chlor- und säurefrei
gefertigtem Papier gedruckt

Sie finden uns im Internet unter: www.kiehl.de

Schumacher

Prüfungstraining für Zahnmedizinische Fachangestellte

Anatomie | Physiologie | Pathologie

Von Dr. Astrid Schumacher

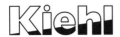

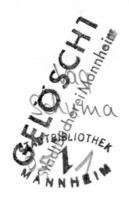

ISBN 3 470 **54421** 2 • 2005

© Friedrich Kiehl Verlag GmbH, Ludwigshafen (Rhein) 2005
Das Werk und seine Teile sind urheberrechtlich geschützt. Jede Nutzung in anderen als den gesetzlich zugelassenen Fällen bedarf der vorherigen schriftlichen Einwilligung des Verlages. Hinweis zu § 52 a UrhG: Weder das Werk noch seine Teile dürfen ohne eine solche Einwilligung eingescannt und in ein Netzwerk eingestellt werden. Dies gilt auch für Intranets von Schulen und sonstigen Bildungseinrichtungen.

Druck: Präzis-Druck GmbH, Karlsruhe – ba

Vorwort

Zahnmedizinische Fachangestellte (ZFA) müssen während ihrer Ausbildung sehr viel lernen. Vor allem müssen sie natürlich praktische Fähigkeiten erwerben, z. B.: Wie empfange ich Patienten, wie bereite ich sie auf die Behandlung vor, wie assistiere ich bei der diagnostischen und therapeutischen Tätigkeit des Zahnarztes/der Zahnärztin, wie verhalte ich mich in Notfällen?

Die praktische Tätigkeit der ZFA setzt – neben vielfältigen anderen Fähigkeiten – auch umfangreiche theoretische Kenntnisse voraus, z. B. in Medizin. Die Arbeitsabläufe in einer Zahnarztpraxis kann die ZFA nur verstehen und verantwortlich mitorganisieren, wenn sie über medizinische Grundkenntnisse verfügt.

Die Zahnmedizin umfasst den allgemeinen Aufbau des menschlichen Körpers mit seinen Organsystemen, Aufbau und Funktion des Kauapparats, die allgemeine Krankheitslehre und die Erkrankungen des Kauapparats. Angesichts dieser Stofffülle – und Zahnmedizin ist ja nur eines der Fächer, in denen sie Kenntnisse erwerben muss – fragt sich manche angehende ZFA, wie sie das alles lernen und behalten soll.

Wissen erwirbt man schrittweise. Der Unterricht in der Berufsschule gliedert den Lernstoff in sog. Lernfelder, in denen die auszubildende ZFA nach und nach die theoretischen Grundlagen für alle Tätigkeiten in der Praxis lernt.

Wissen wird im Kopf verankert durch Übungen und Wiederholungen. Hier kann das vorliegende Buch helfen. Die Grundkenntnisse in Zahnmedizin sind in Fragen und Antworten gegliedert: In der linken Spalte stehen die Fragen, in der rechten Spalte finden Sie eine kurze Antwort. Jeder Abschnitt enthält anatomische Zeichnungen, Fragen zu theoretischen Kenntnissen und Termini.

Bearbeiten Sie zur Übung jeweils die Abschnitte, die zu dem Lernfeld gehören, welches Sie gerade in der Berufsschule behandeln, nutzen Sie die Fragen/Antworten zur Vorbereitung auf eine Klassenarbeit und überprüfen Sie anhand des Buchs vor der Zwischen- und der Abschlussprüfung Ihre theoretischen Kenntnisse in Zahnmedizin.

Reinbek, im März 2005   *Dr. Astrid Schumacher*

Inhaltsverzeichnis

Vorwort 5
Inhaltsverzeichnis 7

Allgemeine Anatomie und Physiologie für ZFA

Der Aufbau des Organismus 9
Das Skelettsystem 16
Das Muskelsystem 28
Das Atmungssystem 33
Die Ernährung 38
Das Verdauungssystem 42
Das Blutkreislaufsystem 48
Das Harnsystem 57
Das Fortpflanzungssystem 60
Das Hormonsystem 63
Das Nervensystem 67
Die Sinnesorgane 74
Haut und Schleimhäute 76

Spezielle Anatomie und Physiologie für ZFA

Die Zähne des Menschen 83
Äußerer und innerer Aufbau des Zahns 87
Zahnentwicklung, Zahndurchbruch, Zahnwechsel 91
Der Zahnhalteapparat 98
Die Mundhöhle 104
Speichel und Speicheldrüsen 112
Die Kieferknochen 115
Das Kiefergelenk 122
Kaumuskeln und obere Zungenbeinmuskeln 125
Okklusion und Artikulation 129
Nasenhöhle und Nasennebenhöhlen 132
Nerven des Mund- und Gesichtsbereichs 137

Allgemeine Pathologie für ZFA

Krankheitszeichen – Krankheitsursachen – Krankheitsdispositionen
– Krankheitsverläufe 141
Krankheitsformen 146
Krankheitsvorbeugung 155
Allgemeine Infektionslehre 159
Spezielle Infektionslehre 164
Abwehrmechanismen 171

Spezielle Pathologie für ZFA

Karies 181
Entzündungen der Pulpa 190
Odontogene Entzündungen 195
Parodontopathien 205
Erkrankungen der Mundschleimhaut 215
Zysten 223
Fehlbildungen und Wachstumsstörungen 227
Erkrankungen des Kiefergelenks 235
Erkrankungen der Nerven im Gesichtsbereich 237
Erkrankungen der Speicheldrüsen 241

Der Aufbau des Organismus

Der Aufbau des Organismus

Abbildungen beschriften

Frage		Antwort	
	Alle Zellen des menschlichen Körpers haben einen grundsätzlich einheitlichen Bauplan. Benennen Sie bitte die auf der schematischen Darstellung gezeigten Bestandteile einer Zelle! 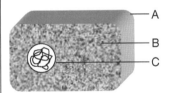	💡	A = Zellmembran B = Zellplasma C = Zellkern
	Zellen besitzen kleine Organe, die Zellorganellen, welche zur Erfüllung verschiedener Zellarbeiten notwendig sind. Wie heißen die dargestellten Zellorganellen? 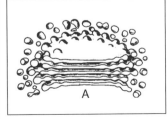		A = Golgi-Apparat B = endoplasmatisches Retikulum (ER) mit Ribosomen C = Mitochondrium D = Lysosomen

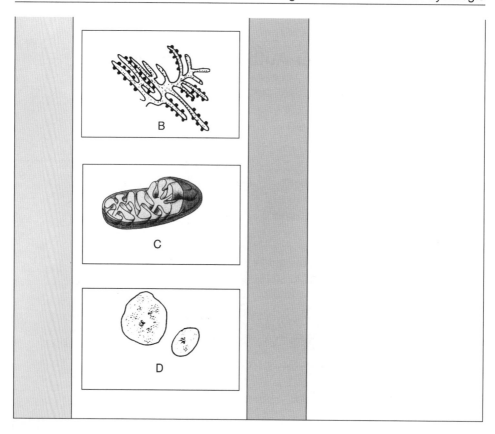

Theoretische Kenntnisse

Frage	Die Zellen sind die kleinsten selbstständigen Bau- und Arbeitseinheiten des menschlichen Organismus. Sie sind die Träger der sog. Lebensfunktionen. Was versteht man unter Lebensfunktionen?	Antwort	Zellen sind befähigt • zur Aufnahme, chemischen Umwandlung und Abgabe von Stoffen, • zur Aufnahme, Verarbeitung und Weiterleitung von Informationen, • zu Wachstum, • zu aktiver Bewegung, • zur Fortpflanzung.

Der Aufbau des Organismus

Frage		Antwort	
Frage	Die Zellen des menschlichen Organismus unterscheiden sich in Größe, Form und Aufgabe. Trotz dieser Vielfalt haben alle Zellen einen grundsätzlich einheitlichen Bauplan. Beschreiben Sie bitte diesen allgemeinen Zellbauplan!	**Antwort**	*Alle Zellen bestehen aus* • *Zellmembran,* • *Zellplasma und* • *Zellkern.* *(Ausnahme: die roten Blutkörperchen besitzen im reifen Zustand keinen Zellkern.)*
Frage	Welche Aufgaben erfüllt die Zellmembran?	**Antwort**	*Die Zellmembran* • *umschließt die Zelle und grenzt sie nach außen ab;* • *ist das Organ, das für den Stoffaustausch der Zelle mit ihrer Umwelt verantwortlich ist;* • *kann Reize aufnehmen;* • *besitzt auf ihrer Oberfläche chemische Merkmale, die sog. Antigene oder Zellmarker.*
Frage	Was versteht man unter Antigenen bzw. Zellmarkern?	**Antwort**	*Antigene oder Zellmarker sind chemische Merkmale auf der Zellmembran, die typisch und einmalig für die Zellen eines bestimmten Gewebes und eines bestimmten Lebewesens sind. Die Antigene erlauben dem Organismus zu erkennen, um was für eine Zelle es sich handelt und ob sie zum eigenen Körper gehört oder nicht.*
Frage	Wie ist das Zellplasma zusammengesetzt?	**Antwort**	*Das Zellplasma besteht aus Wasser, in dem zahlreiche Stoffe (z.B. Eiweiß, Zucker, Salze, Fette, Farbstoffe) gelöst bzw. aufgeschwemmt sind. Das Zellplasma enthält zahlreiche kleine Zellorgane, die sog. Zellorganellen, die alle Arbeiten erledigen, welche die jeweilige Zelle zu leisten hat.*

Frage	Welche Zellorganellen kann man unterscheiden? Nennen Sie bitte auch jeweils die Aufgabe!	Antwort	• Endoplasmatisches Retikulum – Röhrensystem innerhalb der Zelle, das dem innerzellulären Stofftransport dient. • Ribosom – rundliches Organ zur Herstellung von körpereigenen Eiweißen. • Golgi-Apparat – Stapel von Membransäcken, in denen Stoffe, die der Zelle schädlich werden könnten, aufbewahrt werden und mit ihnen ausgeschieden werden können. • Lysosom – blasenförmiges Organ, das mit Wirkstoffen gefüllt ist, die dem Abbau von Substanzen dienen. • Mitochondrium – bohnenförmiges Organ, in dem die Energiegewinnung durch Oxidation abläuft.
Frage	Beschreiben Sie bitte Aufbau und Aufgaben des Zellkerns?	Antwort	Der Zellkern ist das Steuerzentrum der Zelle. Er gibt die Befehle, welche Arbeiten die Zelle zu erledigen hat. Die Anweisungen für die Zellarbeiten liegen in Form eines Codes vor. Diesen Code nennt man Erbmaterial oder DNA oder Gene. Das Erbmaterial ist im Zellkern in langen Fäden angeordnet. Bei der Zellteilung bilden diese DNA-Fäden die Chromosomen. Vom Zellplasma ist der Zellkern durch die Kernmembran getrennt.

Der Aufbau des Organismus

Frage	Die Zellen des Organismus schließen sich zu Geweben zusammen. Was versteht man unter einem Gewebe?	Antwort	*Ein Gewebe ist ein Verband von Zellen, die sich auf die Erfüllung der gleichen Aufgaben spezialisiert haben und gleich aussehen.* *Die Spezialisierung bedeutet, dass die Zellen eines bestimmten Gewebes nur noch einen kleinen Teil der genetischen Information im Zellkern nutzen.*
Frage	Welche Gewebeklassen unterscheidet man?	Antwort	*Man unterscheidet vier Gewebeklassen, zu denen jeweils verschiedene Gewebearten gehören:* • *Deckgewebe: Deckepithelien, Drüsenepithelien, Sinnesepithelien;* • *Binde- und Stützgewebe: Bindegewebe, Fettgewebe, Blut, Knorpelgewebe, Knochengewebe;* • *Muskelgewebe: glattes Muskelgewebe, quergestreiftes Muskelgewebe, Herzmuskelgewebe;* • *Nervengewebe.*
Frage	Gewebe schließen sich zu Organen zusammen? Was versteht man unter einem Organ?	Antwort	*Ein Organ ist ein „Werkzeug" des Körpers,* • *das sich aus verschiedenen Geweben zusammensetzt,* • *die gemeinsam eine übergeordnete Aufgabe erfüllen.* *(Beispiel: Deckgewebe wie Schleimhaut und Sinnesepithelien, Muskelgewebe, Nervengewebe, Blut und Bindegewebe bilden das Organ Zunge).*

Frage	Mehrere Organe können sich zu Organsystemen zusammenschließen. Diese Organsysteme sind für einen ganzen Aufgabenkomplex (z.B. aktive Bewegung) zuständig. Welche Organsysteme unterscheidet man?	Antwort	• *Bewegungssystem (Skelettsystem und Muskelsystem),* • *Atmungssystem,* • *Verdauungssystem,* • *Blutkreislaufsystem,* • *Exkretionssystem,* • *Fortpflanzungssystem,* • *Hormonsystem,* • *Nervensystem und Sinnesorgane,* • *Abwehrsystem.*

Termini

Frage	Wie lauten die Termini für 1. Zelle, 2. Lehre von den Zellen?	Antwort	1. *gr. Zytos, lat. Cella oder Cellula,* 2. *Zytologie.*
Frage	Wie lauten die Termini für 1. Zellplasma, 2. Zellkern?	Antwort	1. *Zytoplasma,* 2. *gr. Karyon, lat. Nucleus.*
Frage	Wie lauten die Termini für 1. Gewebe, 2. Lehre von den Geweben?	Antwort	1. *Histos,* 2. *Histologie.*

Der Aufbau des Organismus

Frage	Setzen Sie bitte die Termini ein! 1. Lehre vom Aufbau des Organismus, 2. Lehre vom Aufbau einzelner Körperteile, 3. Lehre von der Funktion des Organismus.	**Antwort**	*1. Morphologie,* *2. Anatomie,* *3. Physiologie.*

Das Skelettsystem

Abbildungen beschriften

Frage		Antwort	
	Am Aufbau des Skelettsystems sind verschiedene Gewebe beteiligt. Wie heißen die dargestellten Gewebe?		A = Knorpelgewebe B = Knochengewebe C = netzförmiges Bindegewebe (z.B. im Knochenmark) D = kollagenes Bindegewebe der Bänder, Sehnen und Gelenkkapseln

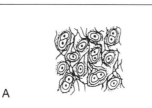

A

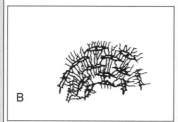

B

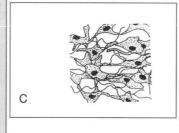

C

Das Skelettsystem

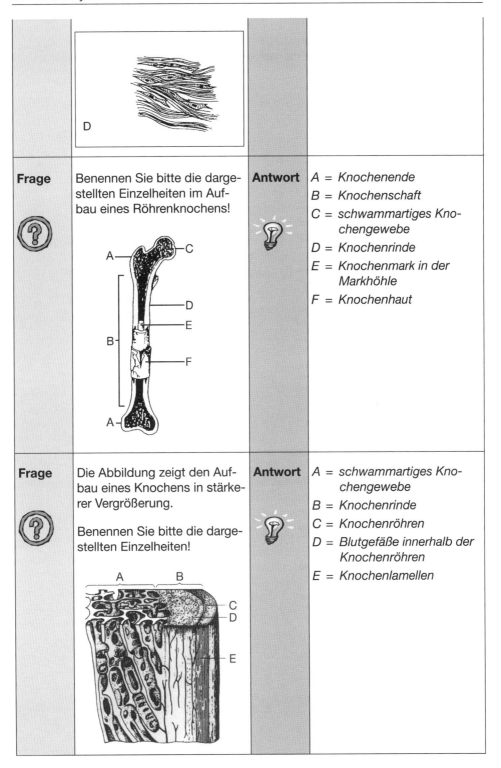

Frage	Benennen Sie bitte die dargestellten Einzelheiten im Aufbau eines Röhrenknochens!	Antwort	A = Knochenende B = Knochenschaft C = schwammartiges Knochengewebe D = Knochenrinde E = Knochenmark in der Markhöhle F = Knochenhaut
Frage	Die Abbildung zeigt den Aufbau eines Knochens in stärkerer Vergrößerung. Benennen Sie bitte die dargestellten Einzelheiten!	Antwort	A = schwammartiges Knochengewebe B = Knochenrinde C = Knochenröhren D = Blutgefäße innerhalb der Knochenröhren E = Knochenlamellen

Frage	Benennen Sie bitte die dargestellten Knochen des menschlichen Skeletts!	**Antwort**	A = Schädel B = Schlüsselbein C = Schulterblatt D = Brustbein E = Rippen F = Oberarmknochen G = Speiche H = Elle I = Hüftknochen J = Handskelett K = Wirbelsäule L = Oberschenkelknochen M = Kniescheibe N = Schienbein O = Wadenbein P = Fußskelett
Frage	Benennen Sie bitte die dargestellten Knochen des Hirnschädels!	**Antwort**	A = Stirnbein B = Scheitelbein C = Keilbein D = Schläfenbein E = Hinterhauptbein

Das Skelettsystem 19

Frage	Benennen Sie bitte die dargestellten Knochen des Gesichtsschädels!	Antwort	A = Nasenbein B = Siebbein C = Tränenbein D = Jochbein E = Oberkieferbein F = Unterkieferbein
	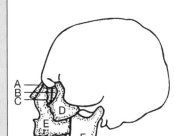		
Frage	Die Abbildung zeigt schematisch den Aufbau eines Gelenks. Benennen Sie bitte die dargestellten Einzelheiten!	Antwort	A = Gelenkkapsel B = Gelenkmembran C = Gelenkkopf D = Gelenkhöhle, gefüllt mit Gelenkflüssigkeit E = Gelenkknorpel F = Gelenkpfanne
	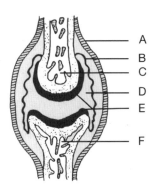		

Theoretische Kenntnisse

Frage	Das Skelettsystem bildet gemeinsam mit dem Muskelsystem den Bewegungsapparat des Körpers (= Bewegungsfunktion des Skeletts). Welche Aufgaben erfüllt das Skelettsystem außerdem?	Antwort	*Die Knochen des Skeletts* • *bestimmen maßgeblich die Körpergestalt eines Menschen (Formgebung: z.B. klein oder groß, zierlich oder kräftig, schmal oder breit),* • *halten den Körper aufrecht und geben den anderen Organen und Geweben Halt (Stützfunktion),* • *schützen empfindliche Organe, z.B. der Schädel das Gehirn und der Brustkorb Herz und Lungen (Schutzfunktion).*
Frage	Welche Gewebe sind am Aufbau des Skeletts beteiligt?	Antwort	• *Knochengewebe,* • *Knorpelgewebe,* • *Bindegewebe.*
Frage	Wie ist das Knochengewebe aufgebaut?	Antwort	*Das Knochengewebe besteht zu etwa zwei Dritteln aus anorganischen und zu einem Drittel aus organischen Materialien.* • *Die anorganischen Knochenbestandteile sind Kalksalze (z.B. Kalziumphosphat und Kalziumkarbonat), die dem Knochen Festigkeit verleihen. Diese Kalksalze sind in die Zwischenzellsubstanz eingelagert.* • *Die organischen Knochenbestandteile sind die Knochenzellen, die wie eingemauert in der Zwischenzellsubstanz liegen und mit feinen Zellausläufern miteinander in Verbindung stehen,*

Das Skelettsystem

sowie die Fasern aus dem Eiweißstoff Kollagen. Diese Kollagenfasern verleihen dem Knochengewebe eine gewisse Elastizität.

Frage	Wie ist das Knorpelgewebe aufgebaut?	Antwort	*Knorpelgewebe besteht aus rundlichen Knorpelzellen. Meist sind zwei oder drei Zellen zusammengefasst zu „Paketen", die in die Zwischenzellsubstanz eingebettet sind, ohne sich gegenseitig zu berühren. In die Zwischenzellsubstanz können außerdem kollagene Fasern eingelagert sein.*
			Knorpelgewebe ist überall dort im Skelett zu finden, wo besondere Elastizität und Druckfestigkeit notwendig ist, z.B. an den Gelenkflächen, zwischen den einzelnen Wirbeln, im Kiefergelenk sowie an Körperteilen, die weit vom Körper abstehen und deshalb „biegsam" sein müssen, z.B. die Ohrmuscheln.
Frage	Bei dem Bindegewebe muss man zwei Formen unter-scheiden, die im Aufbau des Skeletts ein Rolle spielen. Welche sind das und wo im Skelett sind sie zu finden?	Antwort	*Man unterscheidet netzförmiges und kollagenes Bindegewebe.*
			• *Das netzförmige Bindegewebe besteht aus netzartig miteinander verknüpften Zellen und ist u.a. am Aufbau des Knochenmarks beteiligt.*
			• *Das kollagene Bindegewebe besteht aus länglichen Zellen, zwischen die sehr viele Kollagenfasern eingelagert sind. Aus dem kollagenen Bindegewebe, das sehr zugfest ist, bestehen z.B. die Bänder, Sehnen und Gelenkkapseln.*

Frage	Im menschlichen Skelett kommen sehr viele verschiedene Formen von Knochen vor. Welche kann man unterscheiden?	**Antwort**	• *Röhrenknochen (z.B. Oberarmknochen, Oberschenkelknochen),* • *platte Knochen (z.B. Knochen des Schädeldachs, Kieferknochen, Gaumenbeine),* • *kurze, unregelmäßig geformte Knochen (z.B. Wirbel).*
Frage	Wenn auch die Knochen des menschlichen Skeletts sehr unterschiedlich geformt sind, so ist doch ihr grundsätzlicher Aufbau gleich. Diesen Aufbau kann man am besten an einem Röhrenknochen beschreiben. Wie ist ein Röhrenknochen aufgebaut?	**Antwort**	• *Bei einem Röhrenknochen unterscheidet man den Knochenschaft (= Mittelteil) und die beiden Knochenenden.* • *Außen ist der Knochen von der Knochenhaut überzogen, in der zahlreiche Nerven und Blutgefäße verlaufen und von hier in das Innere des Knochens ziehen.* • *Die äußere Wand des Knochens wird aus festem, dichtem Knochengewebe gebildet, der sog. Knochenrinde.* • *Im Knochenschaft liegt innerhalb der Knochenrinde die Markhöhle, während sich in den Knochenenden schwammartiges Knochengewebe befindet.* • *Sowohl in der Markhöhle als auch im schwammartigen Knochengewebe befindet sich das Knochenmark.*

Das Skelettsystem 23

Frage	Beschreiben Sie bitte den Aufbau und Aufgaben von • Knochenrinde, • schwammartigem Knochengewebe und • Knochenmark!	Antwort	• Die Knochenrinde ist mehrere Millimeter dick. Die Außenwand der Knochenrinde besteht aus mehreren Knochenlamellen, die hauptsächlich aus Knochensalzen und kollagenen Fasern aufgebaut sind. Weiter im Inneren der Knochenrinde bilden die Knochenlamellen Röhren und umschließen jeweils einen zentralen Kanal, in dem Blutgefäße verlaufen. Die Knochenzellen liegen wie platt gedrückt zwischen den Lamellen und stehen mit ihren feinen Fortsätzen miteinander in Verbindung. • Das schwammartige Knochengewebe besteht aus Knochenbälkchen, die so angeordnet sind, dass sie stärksten Druckbelastungen aus verschiedenen Richtungen widerstehen können. • Das Knochenmark besteht aus Bindegewebe, Fett, Blut- bzw. Blutbildungszellen und ist der Bildungsort aller Blut- und Immun(stamm)zellen.
Frage	Nach den Funktionen kann man das menschliche Skelett gliedern in verschiedene Bereiche (oder „Arbeitsgemeinschaften"). Welche sind das?	Antwort	• Schädel, • Schultergürtel mit den oberen Gliedmaßen, • Brustkorb und Wirbelsäule, • Beckengürtel mit den unteren Gliedmaßen.

| Frage | Der menschliche Schädel ist aus zahlreichen Einzelknochen zusammengesetzt. Man unterteilt in den Hirnschädel, der als schützende Kapsel das Gehirn und die großen Sinnesorgane Auge und Ohr umgibt und mit der Wirbelsäule gelenkig verbunden ist, und den Gesichtsschädel, der die knöcherne Grundlage für das menschliche Gesicht bildet und die Anfänge von Atmungs- und Speiseweg schützend umgibt.

Nennen Sie bitte die Knochen des Hirnschädels und des Gesichtsschädels! | Antwort | • Hirnschädel:
  o Stirnbein (1),
  o Scheitelbeine (2),
  o Schläfenbeine (2),
  o Keilbein (1) und
  o Hinterhauptbein (1).

• Gesichtsschädel:
  o Siebbein (1),
  o Pflugscharbein (1),
  o Nasenbeine (2),
  o Jochbeine (2),
  o Tränenbeine (2),
  o Oberkieferbeine (2),
  o Gaumenbeine (2),
  o Unterkieferbein (1),
  o Zungenbein (1) sowie
  o untere Nasenmuscheln und die Gehörknöchelchen. |
| Frage | Um eine Bewegung der verschiedenen Teile unseres Skeletts zu gestatten, müssen die einzelnen Knochen gegeneinander verschiebbar sein. Man unterscheidet zwei Typen von Knochenverbindungen.

Welche? | Antwort | • Kaum oder nur wenig bewegliche Knochenverbindungen nennt man Haften.

Haften sind z.B. die bindegewebigen Verbindungen zwischen den Knochen des Hirnschädels beim Baby, die Verbindungen zwischen Rippen und Brustbein, die Knochennähte zwischen den Knochen des ausgewachsenen Schädels des Menschen.

• Gut bewegliche Knochenverbindungen heißen Gelenke. |

Frage	Beschreiben Sie bitte den grundsätzlichen Aufbau eines Gelenks!	**Antwort**	• *Jedes Gelenk besteht aus den Enden von mindestens zwei Knochen. Der eine Knochen bildet eine Gelenkpfanne, der andere einen Gelenkkopf. Der Gelenkkopf bewegt sich in der Gelenkpfanne. Die Knochenenden sind von einer Knorpelschicht überzogen.* • *Zwischen Gelenkpfanne und Gelenkkopf befindet sich ein Spalt, der Gelenkspalt.* • *Die Schaltstelle zwischen den zu bewegenden Knochen wird von einer festen bindegewebigen Gelenkkapsel umschlossen.* • *Die Innenseite der Gelenkkapsel ist wie mit einer Tapete von der Gelenkmembran ausgekleidet.* • *Die Gelenkmembran bildet die Gelenkflüssigkeit, die wie Schmieröl eine abriebfreie Bewegung der Knochen sichert.* • *Außen kann das Gelenk noch durch Bänder verstärkt werden. Bei stark beanspruchten Gelenken liegen zwischen Gelenkpfanne und -kopf noch sog. Gelenkscheiben aus Knorpel- und Bindegewebe.*

Termini

Frage	Wie lauten die Termini für 1. Knochen, 2. Knochenzellen, 3. Knorpel, 4. Knorpelzellen, 5. Bindegewebszellen?	Antwort	1. gr. Osteo..., lat. Os, 2. Osteozyten, 3. gr. Chondr... , lat. Cartilago, 4. Chondrozyten, 5. Fibrozyten.
Frage	Wie lauten die Termini für 1. Knochenschaft, 2. Knochenende, 3. Knochenhaut, 4. Knochenrinde, 5. schwammartiges Knochengewebe, 6. Knochenmark?	Antwort	1. Diaphyse, 2. Epiphyse, 3. Periost, 4. Substantia compacta, 5. Substantia spongiosa, 6. gr. Osteomyelon, lat. Medulla ossium.
Frage	Setzen Sie bitte die Termini für die Knochen des Hirnschädels ein! 1. Schädel, 2. Hirnschädel, 3. Stirnbein, 4. Scheitelbein, 5. Keilbein, 6. Hinterhauptbein.	Antwort	1. Cranium, 2. Neurocranium, 3. Os frontale, 4. Os parietale, 5. Os sphenoidale, 6. Os occipitale.
Frage	Setzen Sie bitte die Termini für die Knochen des Gesichtsschädels ein! 1. Gesichtsschädel, 2. Siebbein, 3. Pflugscharbein, 4. Nasenbein, 5. Jochbein, 6. Tränenbein	Antwort	1. Viscerocranium, 2. Os ethmoidale, 3. Vomer, 4. Os nasale, 5. Os zygomaticum, 6. Os lacrimale,

Das Skelettsystem 27

	7. Oberkieferbein, 8. Gaumenbein, 9. Unterkieferbein, 10. Zungenbein.		7. Os maxillare, 8. Os palatinum, 9. Os mandibulare, 10. Os hyoideum.
Frage	Wie lauten die Termini für 1. Gelenk, 2. Gelenkkopf, 3. Gelenkpfanne, 4. Gelenkkapsel, 5. Gelenkmembran, 6. Gelenkflüssigkeit, 7. Band?	**Antwort**	1. *gr. Arthron, lat. Articulatio,* 2. *Caput articularis, Condylus,* 3. *Fossa articularis,* 4. *Capsula articularis,* 5. *Synovialis,* 6. *Synovia,* 7. *Ligamentum.*

Das Muskelsystem

Abbildungen beschriften

Frage	Die Abbildungen zeigen drei Arten von Muskelgeweben. Wie heißen diese Muskelgewebe? 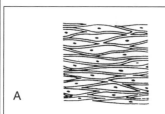 A 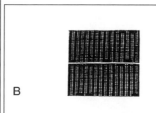 B 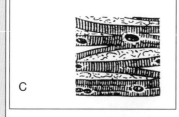 C	Antwort	A = glattes Muskelgewebe aus spindelförmigen Muskelzellen B = quer gestreiftes Muskelgewebe aus Muskelfasern C = quer gestreiftes Muskelgewebe aus Muskelfasern, die sich verzweigen und netzförmig miteinander verbunden sind (Herzmuskelgewebe)

Das Muskelsystem

Frage	Muskeln sind mit Sehnen an Knochen festgewachsen. Die dem Körperzentrum nahe Anwachsstelle nennt man Ursprung, die vom Körperzentrum weiter entfernte Anwachsstelle Ansatz. Benennen Sie bitte die auf der Zeichnung dargestellten Einzelheiten! 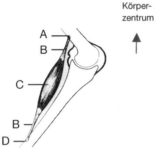	**Antwort**	*A = Ursprung* *B = Sehne* *C = Muskelbauch* *D = Ansatz*
Frage	Was stellt die Zeichnung dar? Erläutern Sie bitte möglichst genau! 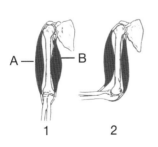	**Antwort**	*Auf der Zeichnung ist die Zusammenarbeit zweier Muskelantagonisten dargestellt:* • *In Bild 1 ist der Muskel B kontrahiert, A ist erschlafft.* • *In Bild 2 ist der Muskel A kontrahiert, B ist erschlafft.*

Theoretische Kenntnisse

Frage	Das Muskelsystem bildet gemeinsam mit dem Skelettsystem den Bewegungsapparat des Körpers. Man unterscheidet drei Arten von Muskulatur. Wie heißen die drei Arten der Muskulatur und welche Eigenschaften weisen sie auf?	Antwort	*Man unterscheidet* - *Skelettmuskulatur,* - *Eingeweidemuskulatur und* - *Herzmuskulatur.* *Die Tätigkeit der Skelettmuskulatur ist mit dem Willen beeinflussbar. Sie ist spezialisiert auf kurzfristige, starke Tätigkeit, ermüdet aber relativ rasch.* *Die Tätigkeit der Eingeweidemuskulatur ist nicht mit dem Willen beeinflussbar. Sie ist spezialisiert auf lang andauernde, schwächere aber ermüdungsfreie Tätigkeit.* *Die Tätigkeit der Herzmuskulatur ist ebenfalls nicht mit dem Willen beeinflussbar. Sie ist spezialisiert auf lang andauernde, starke und ermüdungsfreie Tätigkeit.*
Frage	Die drei Muskelarten sind aus unterschiedlichen Muskelgeweben aufgebaut. Wie heißen diese Muskelgewebe und wie sind sie zusammengesetzt?	Antwort	*Man unterscheidet* - *das quergestreifte Muskelgewebe, das die Skelettmuskulatur und die Herzmuskulatur aufbaut,* - *das glatte Muskelgewebe, das die Eingeweidemuskulatur aufbaut.* *Das quergestreifte Muskelgewebe setzt sich aus den Muskelfasern zusammen. Diese Muskelfasern entstehen durch Verschmelzung zahlreicher Muskelzellen zu einer Einheit. In der Herzmuskulatur verzweigen sich diese Muskelfasern und sind netzartig miteinander verbunden.*

Das Muskelsystem

		Antwort	*Das glatte Muskelgewebe ist aus langen, spindelförmigen Muskelzellen aufgebaut.*
Frage	Worin besteht die Tätigkeit der Muskulatur?	**Antwort**	*Muskelzellen bzw. Muskelfasern können sich aktiv nur zusammenziehen. Die Muskelerschlaffung ist ein passiver Vorgang.* *Eine Muskelstreckung ist nur möglich durch eine von außen ansetzende Kraft, entweder durch einen anderen Muskel oder z.B. ein Gewicht.*
Frage	Muskeln können durch ihr Zusammenziehen immer nur die Bewegung in eine Richtung bewerkstelligen. Wie wird die Bewegung in die entgegen gesetzte Richtung ausgeführt?	**Antwort**	*Um die Bewegung in die entgegen gesetzte Richtung ausführen zu können, wird ein zweiter Muskel gebraucht.* *Muskeln, die „gegeneinander" arbeiten, nennt man Gegenspieler, z.B. Mundöffner – Mundschließer.*
Frage	Die Muskeln der Skelettmuskulatur bewegen die Knochen des Skeletts in ihren Gelenken. Wie sind die Muskeln an den Knochen befestigt?	**Antwort**	*Die Muskeln werden von einer bindegewebigen Muskelhaut umschlossen. Diese Muskelhaut bildet die Sehnen, mit denen die Muskeln an den Knochen festgewachsen sind.*
Frage	Die Muskeln der Skelettmuskulatur können sehr unterschiedliche Formen haben. Nennen Sie bitte einige Beispiele!	**Antwort**	*Beispiele für Muskelformen:* • *spindelförmige Muskeln der Gliedmaßen,* • *flächenförmige Muskeln am Rumpf,* • *ringförmige Muskeln zum Schließen von Körperöffnungen, z.B. der Lippenringmuskel.*

Termini

Frage	Wie lauten die Termini für 1. Muskel, 2. Gegenspieler, 3. Zusammenziehen eines Muskels, 4. Muskelhaut, 5. Sehne?	Antwort	1. *gr. Myos, lat. Musculus,* 2. *Antagonist,* 3. *Kontraktion (kontrahieren),* 4. *Faszie,* 5. *Tendo.*

Das Atmungssystem

Abbildungen beschriften

Frage	Benennen Sie bitte die Organe des Atmungssystems!	Antwort	A = Nasenhöhle B = Rachen C = Kehlkopf D = Luftröhre E = Lunge(nflügel) F = Luftröhrenäste
Frage	Was stellt die Zeichnung dar?	Antwort	Die Zeichnung stellt die Verästelung der Luftröhrenäste in immer feinere Kanäle dar, die alle schließlich in den Lungenbläschen enden.
Frage	Die Zeichnung stellt schematisch den Gasaustausch zwischen einem Lungenbläschen und einem Blutgefäß dar. Welches Gas wandert • vom Lungenbläschen in das Blutgefäß,	Antwort	• Vom Lungenbläschen in das Blutgefäß wandert Sauerstoff. • Vom Blutgefäß in das Lungenbläschen wandert Kohlendioxid.

- vom Blutgefäß in das Lungenbläschen?

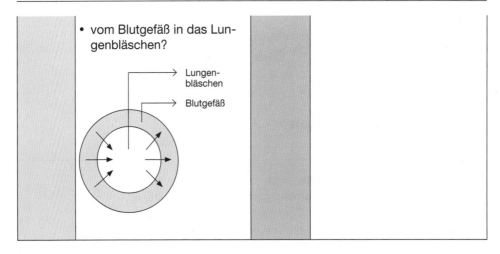

Theoretische Kenntnisse

Frage	Sauerstoff steht auf unserer Erde entweder gemischt mit anderen Gasen oder gelöst in Wasser zur Verfügung. Wie ist die Luft zusammengesetzt?	Antwort	*Etwa:* *80 % Stickstoff* *20 % Sauerstoff* *(Spuren von Edelgasen und Kohlendioxid)*
Frage	Von der Luft benötigt der Mensch nur den Sauerstoff. Wofür?	Antwort	*Sauerstoff wird benötigt zur Verbrennung der Nährstoffe. Bei dieser Verbrennung wird Energie frei, die der Organismus für alle seine Lebensfunktionen braucht.*
Frage	Bei der Verbrennung entsteht ein Gas, das der Organismus ausscheiden muss. Welches?	Antwort	*Kohlendioxid*

Das Atmungssystem

Frage	Der Mensch kann von dem in der Luft enthaltenen Sauerstoff nur einen kleinen Teil aufnehmen. • Wie viel? • Und wie ist infolgedessen die Ausatmungsluft zusammengesetzt?	**Antwort**	• *Der Mensch kann nur etwa ein Fünftel des Sauerstoffs aus der Luft aufnehmen.* • *Zusammensetzung der Ausatmungsluft:* *80% Stickstoff* *16% Sauerstoff* *4% Kohlendioxid* *(Spuren von Edelgasen)*
Frage	Den Prozess der Atmung unterteilt man in äußere Atmung und innere Atmung. Was versteht man unter äußerer Atmung?	**Antwort**	• *Transport der sauerstoffreichen Atemluft von der Außenwelt in die Lunge.* • *Abgabe des Sauerstoffs der Atemluft aus den Lungenbläschen an das Blut in den Lungengefäßen.* • *Aufnahme des Kohlendioxids aus dem Blut der Lungengefäße durch die Lungenbläschen.* • *Ausatmung der kohlendioxidreichen Atemluft.*
Frage	Den Gasaustausch zwischen Blut und Körperzellen bezeichnet man als innere Atmung. Beschreiben Sie bitte kurz die Teilprozesse der inneren Atmung!	**Antwort**	• *Transport des Sauerstoffs von der Lunge zu den Zellen durch das Blut.* • *Transport des Kohlendioxids von den Zellen zur Lunge durch das Blut.* • *Abgabe des Sauerstoffs vom Blut der Körpergefäße an die Zellen.* • *Aufnahme des Kohlendioxids aus den Zellen vom Blut in den Körpergefäßen.*
Frage	Das gesamte Atmungssystem ist mit Schleimhaut ausgekleidet. Welche Aufgaben erfüllt diese Schleimhaut?	**Antwort**	• *Die Schleimhaut ist reich durchblutet, wodurch die Atemluft angewärmt wird.* • *Zahlreiche Schleimdrüsen sorgen für Feuchtigkeit, denn der Gasaustausch in der Lunge ist nur bei feuchten Oberflächen möglich.*

			• Im Bereich der Nasenhöhle, des Rachens, der Luftröhre und der oberen Luftröhrenäste besitzt die Schleimhaut zahlreiche feine Haare, das sog. Flimmerepithel. Durch diese Flimmerhaare wird die Atemluft von gröberen Schmutzteilchen gereinigt.
Frage	Die sog. oberen Atmungsorgane leiten die Atemluft zur Lunge bzw. wieder zurück nach draußen. Welche Organe zählen zu den oberen Atmungsorganen?	**Antwort**	• Nasenhöhle, • Rachen, • Kehlkopf, • Luftröhre, • Luftröhrenäste.
Frage	Welche Funktionen erfüllt der Kehlkopf?	**Antwort**	• Der Kehlkopf hält die Luftröhre offen, damit sie nicht von Speisen in der dahinter verlaufenden Speiseröhre zusammen gedrückt wird. • Der Kehlkopf verschließt beim Schlucken die Luftröhre und schützt so die darunter liegenden Atmungsorgane vor Fremdkörpern. • Der Kehlkopf ist das Stimmorgan des Menschen.
Frage	Beschreiben Sie bitte den Aufbau der Luftröhre und der Luftröhrenäste!	**Antwort**	Die Luftröhre ist ein bindegewebiger Schlauch, der durch Knorpelspangen verstärkt wird. Die Luftröhre spaltet sich zunächst in zwei große Luftröhrenäste, die sich baumartig immer weiter verästeln und die Luft zu den Lungenbläschen leiten.

Das Atmungssystem 37

Frage	Der Gasaustausch zwischen der Außenwelt und dem Blut findet in der Lunge statt. Wie ist die Lunge aufgebaut?	Antwort	• *Die Lunge ist ein paariges Organ, sie besteht aus zwei Lungenflügeln. Der rechte Lungenflügel besitzt drei, der linke zwei Lappen.* • *Das Lungengewebe besteht aus ca. 300 bis 750 Millionen von Lungenbläschen. Die Lungenbläschen liegen weintraubenartig am Ende der feinen Verästelungen der Luftröhrenäste.* • *Die Lungenbläschen haben eine ganz dünne Wand; jedes Lungenbläschen wird von feinen Blutgefäßen „umsponnen".*

Termini

Frage	Wie lauten die Termini für 1. Nasenhöhle, 2. Rachen, 3. Kehlkopf, 4. Luftröhre, 5. Luftröhrenäste, 6. Lunge(n), 7. Lungenbläschen?	Antwort	1. Cavum nasi, 2. Pharynx, 3. Larynx, 4. Trachea, 5. Bronchien, 6. Pulmo, Pulmones, 7. Alveolen.
Frage	Wie lautet der Terminus für die Verbrennung von Nährstoffen im menschlichen Organismus?	Antwort	*Biologische Oxidation*

Die Ernährung

Theoretische Kenntnisse

Frage	Für die Energiegewinnung des Organismus und für den Aufbau von Körpersubstanzen müssen dem Körper laufend Sauerstoff und Nährstoffe zugeführt werden. Diese Nährstoffe erfüllen im Organismus unterschiedliche Aufgaben. Man unterteilt deshalb den Stoffwechsel in Energiestoffwechsel und Baustoffwechsel. Was versteht man unter Energiestoffwechsel und Baustoffwechsel?	Antwort	*Energiestoffwechsel:* *Durch den Abbau von Nährstoffen mit Hilfe von Sauerstoff („Verbrennung") gewinnt der Körper Energie, um* • *die Körpertemperatur aufrecht zu erhalten,* • *Muskelarbeit und* • *chemische Arbeit beim Aufbau von Körpersubstanzen zu leisten,* • *Nerventätigkeit zu ermöglichen.* *Baustoffwechsel:* • *Die Nährstoffe dienen als Bausteine für Körpergewebe und körpereigene Wirkstoffe.* • *Aufgenommene Schadstoffe und giftige Stoffwechselprodukte werden umgebaut in eine Form, die vom Körper ausgeschieden werden kann.*
Frage	Die Nahrung enthält Energie liefernde Nährstoffe und nicht Energie liefernde Nährstoffe. Was versteht man unter diesen Begriffen?	Antwort	• *Energie liefernde Nährstoffe können mit Hilfe von Sauerstoff zur Energiegewinnung verbrannt werden. Zu ihnen zählen Kohlenhydrate, Fette und Eiweiße.* • *Nicht Energie liefernde Nährstoffe können zwar nicht verbrannt werden, erfüllen aber lebenswichtige Aufgaben im Organismus.*

Die Ernährung 39

Frage	Welche nicht Energie liefernden Nährstoffe kann man unterscheiden und welche Aufgaben erfüllen sie?	Antwort	Zu den nicht Energie liefernden Nährstoffen gehören Wasser, Vitamine, Mineralstoffe (Salze) und Spurenelemente, Ballaststoffe und Farb-, Duft- und Geschmacksstoffe. • Wasser ist das wichtigste Transport- und Lösungsmittel des Körpers. • Vitamine werden vor allem zum Aufbau von lebenswichtigen Wirkstoffen benötigt. • Mineralstoffe und Spurenelemente dienen dem Aufbau von Körpergeweben und Wirkstoffen. • Ballststoffe sorgen für eine gute Darmfüllung, wodurch die Muskelbewegungen des Darms angeregt werden. • Farb-, Duft- und Geschmacksstoffe regen die Verdauungstätigkeit an.
Frage	Die Energie liefernden Nährstoffe können zwar alle zur Energiegewinnung verbrannt werden, aber sie erfüllen noch zahlreiche andere Aufgaben. Welche?	Antwort	• Kohlenhydrate sind in erster Linie Brennstoffe zur Energiegewinnung. Das Kohlenhydrat Zellulose ist für den menschlichen Körper nicht abbaubar und dient als Ballaststoff. • Fette dienen ebenfalls der Energiegewinnung durch Verbrennung, aber sie werden auch als Energiespeicher für Notzeiten gebraucht, polstern Organe ab, sind Baustoffe für Zellmembranen und körpereigene Wirkstoffe und Lösungsmittel für einige Vitamine.

- Eiweiße werden nur im Notfall (Hunger) verbrannt. In der Hauptsache dienen sie als Baustoff für Körperzellen und Wirkstoffe.

Frage Die Energie liefernden Nährstoffe Kohlenhydrate, Fette und Eiweiße sind kompliziert aufgebaute Substanzen, die überwiegend aus sehr großen Molekülen bestehen. Beschreiben Sie bitte den chemischen Aufbau der Energie liefernden Nährstoffe!	**Antwort** • Kohlenhydrate bestehen aus den Elementen Kohlenstoff, Wasserstoff und Sauerstoff (CHO), die zu Zuckermolekülen zusammentreten. Der einfachste Baustein aller Kohlenhydrate ist der Einfachzucker (z.B. Traubenzucker). Diese Einfachzuckerbausteine können zu Paaren (Zweifachzucker, z.B. Rübenzucker) oder sehr großen Moleküklen (Vielfachzucker, z.B. Stärke, Zellulose) zusammentreten. • Fette bestehen aus dem Alkohol Glyzerin, der sich mit jeweils drei Fettsäuren verbindet. Die verschiedenen Fette unterscheiden sich in der Art der gebundenen Fettsäuren (z.B. Buttersäure, Ölsäure). Fette enthalten ebenfalls die Elemente Kohlenstoff, Wasserstoff und Sauerstoff (CHO). • Eiweiße enthalten neben Kohlenstoff, Wasserstoff und Sauerstoff noch Stickstoff und Schwefel (CHONS). Diese Elemente treten zu sog. Aminosäuren zusammen, von denen es eine große Zahl verschiedener Arten gibt. Diese Aminosäuren verbinden sich zu den sehr großen Molekülen der Eiweiße.

| Frage | Was versteht man unter essentiellen Fettsäuren und essentiellen Aminosäuren? | Antwort | *Manche Fettsäuren und Aminosäuren kann der menschliche Organismus nicht selbst herstellen, benötigt sie aber unbedingt. Sie sind für ihn essentiell, d.h. lebenswichtig; er muss sie mit der Nahrung aufnehmen.* |

Termini

| Frage | Wie lauten die Termini für

1. Kohlenhydrate,
2. Fette und
3. Eiweiße? | Antwort | *1. Saccharide,*
2. Lipide,
3. Proteine. |

Das Verdauungssystem

Abbildungen beschriften

Frage Benennen Sie bitte die auf der Zeichnung dargestellten Einzelheiten des Verdauungssystems!

Antwort
A = Mundhöhle
B = Leber
C = Gallenblase
D = Zwölffingerdarm (erster Abschnitt des Dünndarms)
E = Dünndarm
F = Wurmfortsatz am Blinddarm
G = Enddarm oder Mastdarm
H = Speicheldrüsen
I = Rachen
J = Speiseröhre
K = Magen
L = Bauchspeicheldrüse
M = Grimmdarm (Hauptabschnitt des Dickdarms)
N = After

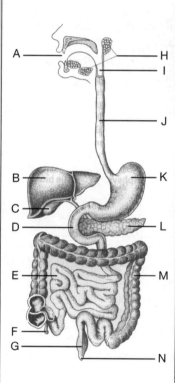

Das Verdauungssystem

Theoretische Kenntnisse

Frage	Die Inhaltsstoffe der Nahrung – die Energie liefernden und die nicht Energie liefernden Nährstoffe – sind in der Regel so in den Nahrungsmitteln „verschlossen", dass sie für die Zellen des menschlichen Organismus nicht unmittelbar nutzbar sind. Nutzbar werden sie erst durch die Verdauung. Was versteht man unter der Verdauung?	Antwort	Unter Verdauung versteht man: • die mechanische Zerkleinerung der aufgenommenen Nahrung, • den chemischen Abbau der Nahrung in einfache Bausteine, • die Aufnahme der Nahrungsbausteine über die Darmschleimhaut in das Blut und • die Ausscheidung von unverdaulichen Nahrungsbestandteilen und Stoffwechselabfällen.
Frage	Welche Organe sind an der mechanischen Zerkleinerung der Nahrung beteiligt?	Antwort	Die mechanische Zerkleinerung der aufgenommenen Nahrung erfolgt vor allem durch die Kauarbeit der Zähne, aber auch durch die Muskelbewegungen der Zunge und Wangen, welche die Nahrungsbrocken zwischen die Zähne schieben und gegen den Gaumen quetschen, in geringerem Maß noch durch Muskelbewegungen der Magenwand.
Frage	Beim chemischen Abbau der Nahrung werden die Nährstoffe in ihre Bausteine gespalten. Wer leistet diese chemische Abbauarbeit?	Antwort	Der chemische Abbau der Nährstoffe in ihre Bausteine erfolgt durch die Arbeit der Enzyme. Beteiligt am chemischen Abbau sind auch noch die Magensäure (Salzsäure), welche die Eiweiße gerinnen lässt, und die Galle, welche Fette in feine Tröpfchen zerteilt.

Frage	Was versteht man unter Enzymen?	**Antwort**	Enzyme sind körpereigene Wirkstoffe. Sie spalten Nährstoffe in ihre Bausteine und setzen aus den Bausteinen der Nährstoffe körpereigene Substanzen zusammen.
			Jedes Enzym ist spezialisiert auf die Arbeit an einer ganz bestimmten Substanz und auf einen ganz bestimmten Stoffwechselschritt, z.B. die Zusammenfügung von zwei bestimmten Bausteinen oder die Abspaltung eines bestimmten Bausteins.
Frage	Welche Aufgabe erfüllt die Bauchspeicheldrüse?	**Antwort**	Die Bauchspeicheldrüse produziert täglich etwa 2 Liter Bauchspeichel, der wichtige Verdauungsenzyme enthält. Der Bauchspeichel wird an den Dünndarm abgegeben.
Frage	Die Leber ist das zentrale Stoffwechselorgan des Körpers. Welche Aufgaben erfüllt sie?	**Antwort**	Der Leber wird durch ein großes Blutgefäß (Pfortader) der größte Teil des Blutes zugeführt, das vom Darm, insbesondere vom Dünndarm kommt. In diesem Blut sind die Bausteine der Nährstoffe enthalten.
			Die Leber:
			• baut aus diesen Bausteinen körpereigene Substanzen auf (Aufbaustoffwechsel);
			• wandelt körpereigene und körperfremde Substanzen in eine Form, die ausgeschieden werden kann (Entgiftung);
			• produziert die Gallenflüssigkeit;
			• ist an der Immunabwehr beteiligt;

			• baut überalterte rote Blutkörperchen ab, Fibrinogen und zahlreiche Blutgerinnungsfaktoren auf und speichert Eisen.
Frage	Beschreiben Sie bitte in Stichworten die Verdauungsvorgänge in der Mundhöhle!	**Antwort**	Allgemeine Verdauungsvorgänge: • Abbeißen, • Schmecken und Abtasten, • Zerkleinern, • Einspeicheln, • Abtöten einiger Bakterien, • Schlucken. Chemischer Abbau: • Beginn des enzymatischen Abbaus der Kohlenhydrate durch Spaltung von pflanzlicher Stärke in Doppelzucker.
Frage	Beschreiben Sie bitte in Stichworten die Verdauungsvorgänge im Magen!	**Antwort**	Allgemeine Verdauungsvorgänge: • Durchmischung des Speisebreis, • Abtöten von Bakterien, • portionsweise Weiterbeförderung des Speisebreis in den Dünndarm. Chemischer Abbau: • Gerinnen der Eiweiße durch Salzsäure und Beginn des enzymatischen Abbaus der Eiweiße.
Frage	Beschreiben Sie bitte in Stichworten die Verdauungsvorgänge im Dünndarm!	**Antwort**	Allgemeine Verdauungsvorgänge: • Aufnahme der Nährstoffbausteine in das Blut.

Frage		Antwort	
			Chemischer Abbau: • Endgültiger enzymatischer Abbau der Eiweiße. • Zerteilung der Fette in feine Tröpfchen durch die Galle und endgültiger enzymatischer Abbau der Fette. • Endgültiger enzymatischer Abbau der Kohlenhydrate.
Frage	Beschreiben Sie bitte in Stichworten die Verdauungsvorgänge im Dickdarm und Mastdarm!	Antwort	Allgemeine Verdauungsvorgänge: • Rückgewinnung von Wasser, • Kotbildung durch Bakterien, • Vitaminbildung (K und B_2) durch Bakterien, • Aufbewahrung des Kots bis zur Ausscheidung, • kontrollierte Kotabgabe. Ein nennenswerter enzymatischer Abbau von Nährstoffen findet im Dickdarm nicht statt.

Termini

Frage		Antwort	
	Wie lauten die Termini für 1. Mundhöhle, 2. Rachen, 3. Speiseröhre, 4. Magen, 5. Zwölffingerdarm, 6. Dünndarm, 7. Blinddarm und Wurmfortsatz,		1. Cavum oris, 2. Pharynx, 3. Oesophagus, 4. gr. Gaster, lat. Ventriculus, 5. Duodenum, 6. Intestinum tenue, 7. Caecum und Appendix (vermiformis),

Das Verdauungssystem

8. Dickdarm, 9. Grimmdarm, 10. Mastdarm, 11. After, 12. Leber, 13. Gallenblase, 14. Bauchspeicheldrüse?	8. *Intestinum crassum,* 9. *Colon,* 10. *Rectum,* 11. *Anus,* 12. *Hepar,* 13. *Vesica fellea,* 14. *Pankreas.*

Das Blutkreislaufsystem

Abbildungen beschriften

Frage		Antwort	
	Die Abbildungen zeigen verschiedene Blutzellen. Welche?		A = rote Blutkörperchen B = verschiedene weiße Blutkörperchen
	Auf der Zeichnung sind schematisch die vier Herzräume dargestellt. Benennen Sie diese bitte! (Ansicht von vorn)		A = rechter Vorhof B = linker Vorhof C = rechte Kammer D = linke Kammer

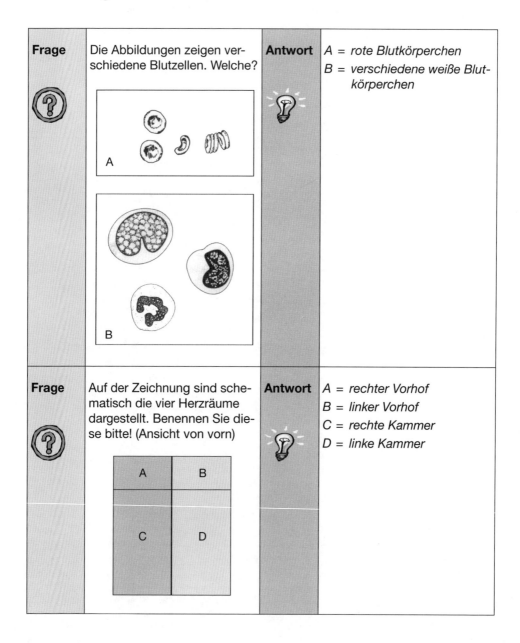

Das Blutkreislaufsystem 49

Frage	Benennen Sie bitte die Einzelheiten der dargestellten Herzanatomie!	**Antwort**	A = Hohlvenen (obere und untere) B = rechte Segelklappen C = Taschenklappen der Lungenarterie D = Hauptschlagader E = Lungenarterie F = Lungenvenen G = linke Segelklappen H = Taschenklappen der Hauptschlagader I = Herzscheidewand
Frage	Das Schaubild zeigt schematisch zwei Gefäßtypen. Benennen Sie diese bitte! **Blutfluss** ⇒ **Blutfluss** ⇒	**Antwort**	A = Schlagadern (die das Blut vom Herzen weg führen) B = Blutadern (die das Blut zum Herzen zurück führen)

Theoretische Kenntnisse

Frage	Blut ist das flüssige Transportmittel des menschlichen Körpers. Welche Transportaufgaben erfüllt das Blut?	Antwort	Das Blut transportiert: • Sauerstoff aus der Lunge zu allen Zellen und Kohlendioxid von allen Zellen in die Lunge, • die Nährstoffbausteine aus dem Darm in die Leber und von dort in den gesamten Organismus, • Abfallstoffe aus den Zellen zu den Ausscheidungsorganen (Niere und Darm), • körpereigene (z.B. Hormone) und körperfremde (z.B. Medikamente) Wirkstoffe.
Frage	Außer Transportaufgaben erfüllt das Blut noch weitere Aufgaben. Welche?	Antwort	• Wärmeregulation durch eine jeweils den Bedürfnissen angepasste Organdurchblutung, z.B. der Haut. • Abwehrfunktion: Weiße Blutkörperchen und bestimmte von ihnen produzierte Abwehrstoffe schützen den Körper vor Fremdsubstanzen, z.B. eingedrungenen Mikroorganismen. • Wundverschluss durch Gerinnung. • Mitarbeit bei der Regulation des Wasserhaushalts durch Austauschvorgänge zwischen Blut und anderen Körperflüssigkeiten, z.B. der Lymphflüssigkeit.

Das Blutkreislaufsystem

Frage	Wie ist das Blut zusammengesetzt?	Antwort	*Das Blut gehört zu der Gruppe der Binde- und Stützgewebe. Seine Zellen sind in der Zwischenzellflüssigkeit aufgeschwemmt.*

Das Blut besteht
- *zu 55% aus dem flüssigen Blutplasma und*
- *zu 45% aus den Blutzellen.*

Das Blutplasma besteht zu ca. 90% aus Wasser. In diesem Wasser sind alle vom Blut zu transportierenden Substanzen mit Ausnahme des Sauerstoffs gelöst.

Bei den Blutzellen unterscheidet man rote und weiße Blutkörperchen sowie Blutplättchen.

Frage	Beschreiben Sie bitte Aussehen und Aufgaben der Blutzellen!	Antwort	

- *Die roten Blutkörperchen transportieren mit Hilfe des roten Blutfarbstoffs den Sauerstoff. Sie sind kernlos, verformbar und haben die Form beiderseits eingedellter Scheiben.*
- *Die weißen Blutkörperchen sind größer als die roten Blutkörperchen. Sie sind farblos, unregelmäßig rundlich geformt mit großen gelappten, runden oder stabförmigen Zellkernen. Weiße Blutkörperchen sind die Immunzellen des Körpers.*
- *Blutplättchen sind unregelmäßig geformte, sehr kleine Zellbruchstücke. Sie sind Träger von Wirkstoffen, welche die Blutgerinnung fördern.*

Frage	Wird ein Gefäß verletzt, so fließt Blut aus. Diese Blutung ist eine sehr sinnvolle Körperreaktion, da evtl. eingedrungene Schmutzteilchen und Krankheitserreger zu einem großen Teil aus der Wunde geschwemmt werden. Trotzdem aber muss die Wunde nach einer Weile verschlossen werden. Warum?	**Antwort**	• Der Organismus muss vor einem größeren Blutverlust geschützt werden. • Eine offene Wunde stellt eine Eingangspforte für Krankheitserreger dar.
Frage	An der Blutungsstillung sind zahlreiche Zellen bzw. Gewebe sowie Wirkstoffe beteiligt. Man unterscheidet vorläufige Blutungsstillung und endgültige Blutungsstillung. Was geschieht während der vorläufigen Blutungsstillung?	**Antwort**	Wird ein Gefäß verletzt, so zieht es sich kurz nach der Verletzung zusammen. Der Blutfluss wird dadurch verlangsamt, und die Blutplättchen haben Gelegenheit, zu einem Pfropf zu verkleben. Dieser erste Wundverschluss nimmt ca. 2 bis 3 Minuten in Anspruch, ist jedoch nicht endgültig, da nach etwa 20 Minuten der Gefäßkrampf nachlässt und es erneut wieder zu einer Blutung kommen würde.
Frage	Beschreiben Sie bitte den Ablauf der endgültigen Blutungsstillung (= Blutgerinnung) nach dem unten angegebenen Schema!	**Antwort**	Die Blutgerinnung läuft über mehrere Schritte ab: • 1. Schritt Blutplättchen zerfallen und setzen den Wirkstoff Thrombokinase frei. Thrombokinase wandelt das im Blutplasma vorhandene Prothrombin in Thrombin um. • 2. Schritt Thrombin wandelt das im Blutplasma gelöste Eiweiß Fibrinogen in das unlösliche, fadenförmige Fibrin um.

Das Blutkreislaufsystem 53

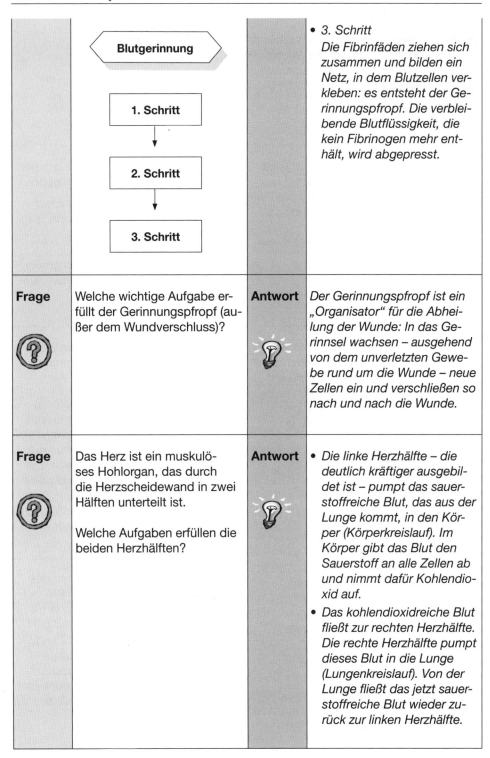

			• 3. Schritt Die Fibrinfäden ziehen sich zusammen und bilden ein Netz, in dem Blutzellen verkleben: es entsteht der Gerinnungspfropf. Die verbleibende Blutflüssigkeit, die kein Fibrinogen mehr enthält, wird abgepresst.
Frage	Welche wichtige Aufgabe erfüllt der Gerinnungspfropf (außer dem Wundverschluss)?	**Antwort**	*Der Gerinnungspfropf ist ein „Organisator" für die Abheilung der Wunde: In das Gerinnsel wachsen – ausgehend von dem unverletzten Gewebe rund um die Wunde – neue Zellen ein und verschließen so nach und nach die Wunde.*
Frage	Das Herz ist ein muskulöses Hohlorgan, das durch die Herzscheidewand in zwei Hälften unterteilt ist. Welche Aufgaben erfüllen die beiden Herzhälften?	**Antwort**	• *Die linke Herzhälfte – die deutlich kräftiger ausgebildet ist – pumpt das sauerstoffreiche Blut, das aus der Lunge kommt, in den Körper (Körperkreislauf). Im Körper gibt das Blut den Sauerstoff an alle Zellen ab und nimmt dafür Kohlendioxid auf.* • *Das kohlendioxidreiche Blut fließt zur rechten Herzhälfte. Die rechte Herzhälfte pumpt dieses Blut in die Lunge (Lungenkreislauf). Von der Lunge fließt das jetzt sauerstoffreiche Blut wieder zurück zur linken Herzhälfte.*

Allgemeine Anatomie und Physiologie

Frage	Jede Herzhälfte ist unterteilt in Vorhof und Kammer. Vorhöfe und Kammern werden durch Klappen getrennt. Wie heißen diese Klappen?	Antwort	Segelklappen
Frage	Aus den Herzkammern leitet jeweils ein großes Gefäß das Blut aus. Diese großen Gefäße besitzen ebenfalls Klappen. Wie heißen die Gefäße sowie ihre Klappen?	Antwort	• Aus der linken Herzkammer führt die Hauptschlagader. • Aus der rechten Herzkammer führt die Lungenschlagader. Die Klappen in diesen großen Gefäßen heißen Taschenklappen.
Frage	Die Herztätigkeit besteht darin, dass sich der Herzmuskel rhythmisch zusammenzieht und wieder erschlafft. Die Segel- und Taschenklappen regeln dabei den Blutfluss. Beschreiben Sie bitte in Stichworten die Herztätigkeit und den Blutfluss!	Antwort	Vorhöfe und Kammern ziehen sich im Wechsel zusammen bzw. erschlaffen. • Wenn sich beide Vorhöfe zusammenziehen, pressen sie das Blut durch die geöffneten Segelklappen in die erschlafften Kammern. Die Taschenklappen sind geschlossen, damit kein Blut aus den großen Gefäßen zurück in das Herz fließt. • Anschließend ziehen sich die beiden Kammern zusammen und pressen das Blut durch die geöffneten Taschenklappen in die Hauptschlagader und die Lungenschlagader. Die Segelklappen sind jetzt geschlossen, in die erschlafften Vorhöfe fließt neues Blut aus dem Körper bzw. aus den Lungen.

Das Blutkreislaufsystem

Frage

Die Blutgefäße bilden das Röhrensystem, durch welches das Blut – angetrieben durch die Arbeit des Herzens – durch den Körper fließt. Man unterscheidet Schlagadern, Blutadern und Haargefäße.

Beschreiben Sie bitte in Stichworten Aufbau und Aufgaben dieser Gefäßtypen!

Antwort

- *Schlagadern führen das Blut vom Herzen weg. Sie müssen einem starken Druck standhalten und haben deshalb eine sehr kräftige Wand.*

- *Die Schlagadern spalten sich immer weiter in kleinere Gefäße auf bis schließlich zu den ganz feinen Haargefäßen. Haargefäße haben eine ganz dünne Wand, durch die der Stoffaustausch mit den Zellen abläuft.*

- *Die Haargefäße vereinigen sich wieder zu größeren Gefäßen, die das Blut zum Herzen zurück führen. Diese Blutadern müssen nicht mehr einem so hohen Blutdruck standhalten und haben deshalb eine schwächere Wand als die Schlagadern (aber nicht so dünn wie die Haargefäße!). In den herzfernen Blutadern befinden sich Klappen (ähnlich wie die Taschenklappen im Herzen gebaut), welche verhindern, dass das Blut in den Blutadern zurückfließt („versackt").*

Termini

Frage	Wie lauten die Termini für 1. Blut, 2. Blutfarbstoff, 3. rote Blutkörperchen, 4. weiße Blutkörperchen, 5. Blutplättchen?	**Antwort**	1. Häm-, 2. Hämoglobin, 3. Erythrozyten, 4. Leukozyten, 5. Thrombozyten.
Frage	Wie heißt der Gerinnungspfropf, der nach der endgültigen Blutungsstillung (= Blutgerinnung) die Wunde verschließt, mit dem Terminus?	**Antwort**	Thrombus
Frage	Setzen Sie bitte die Termini ein! 1. Herz, 2. Herzscheidewand, 3. Hauptschlagader, 4. Lungenschlagader.	**Antwort**	1. lat. cor, gr. kardia, 2. Septum 3. Aorta, 4. Lungenarterie.
Frage	Was bedeuten: • Systole, • Diastole?	**Antwort**	• Systole ist die Phase, in der sich der Herzmuskel zusammenzieht. • Diastole ist die Phase, in welcher der Herzmuskel erschlafft. Wenn in beiden Vorhöfen Systole herrscht, herrscht in beiden Kammern Diastole (und umgekehrt).
Frage	Setzen Sie bitte die Termini ein! 1. Schlagadern, 2. Blutadern, 3. Haargefäße.	**Antwort**	1. Arterien, 2. Venen, 3. Kapillaren.

Das Harnsystem

Abbildungen beschriften

Frage	Benennen Sie bitte die in der Zeichnung dargestellten Einzelheiten des Harnsystems? 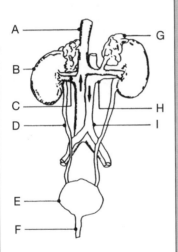	Antwort	A = untere Hohlvene B = Niere C = Nierenvene D = Harnleiter E = Harnblase F = Harnröhre G = Nebenniere (gehört nicht zum Harnsystem, sondern ist eine Hormondrüse) H = Nierenarterie I = Hauptschlagader

Theoretische Kenntnisse

Frage	Zahlreiche Neben- und Endprodukte des Stoffwechsels müssen laufend ausgeschieden werden, denn sonst würde sich der Organismus sehr schnell selbst vergiften. Welche Ausscheidungsorgane kann man unterscheiden?	Antwort	• Die Lunge scheidet Kohlendioxid aus. • Der Darm scheidet unverdauliche Nahrungsbestandteile, z.B. Zellulose aus. • Über die Haut können in geringem Maß z.B. Salze ausgeschieden werden. • Das wichtigste Ausscheidungssystem ist das Harnsystem.

Frage	Über die Nieren wird der Harn (Urin) ausgeschieden. Die wichtigsten Inhaltsstoffe des Harns sind Harnstoff und Harnsäure. Um was für Abbauprodukte handelt es sich dabei?	**Antwort**	• *Harnstoff ist das Abbauprodukt des Eiweißstoffwechsels. Der Harnstoff wird in der Leber gebildet und an das Blut abgegeben.* • *Harnsäure ist das Abbauprodukt von Zellkernen.*
Frage	Welche Schadstoffe werden neben Harnstoff und Harnsäure auch noch über die Nieren ausgeschieden? Nennen Sie bitte ein Beispiel!	**Antwort**	*Über die Nieren werden z.B. die Abbauprodukte von Medikamenten ausgeschieden, nachdem die Leber sie vorher so umgebaut hat, dass sie den Organismus nicht unmittelbar schädigen und ausgeschieden werden können.*
Frage	Man unterscheidet Harnbildung, Harnleitung, Harnsammlung und Harnausscheidung. Welche Organe des Harnsystems erfüllen die oben genannten Aufgaben?	**Antwort**	• *Die Nieren bilden den Harn.* • *Die Harnleiter leiten den Harn zur Harnblase.* • *In der Harnblase wird der Harn bis zur Ausscheidung gesammelt.* • *Über die Harnröhre wird der Harn ausgeschieden.*
Frage	Wie bilden die Nieren den Harn?	**Antwort**	*Die Nieren sind sehr stark durchblutete Organe. Aus dem Blut filtern die Nieren die Blutflüssigkeit. Alle für den Organismus noch verwertbaren Substanzen geben sie an das Blut wieder zurück. Die verbleibende Flüssigkeit, die alle Stoffe enthält, die ausgeschieden werden müssen, geben sie an die Harnleiter weiter.*

Das Harnsystem

Frage	Die Nieren filtern zahlreiche Giftstoffe aus dem Blut. Welche weiteren Aufgaben – neben der Ausscheidungsfunktion – haben die Nieren außerdem?	Antwort	• *Die Nieren regulieren den Wasserhaushalt des Körpers durch Ausscheidung von mehr oder weniger Wasser im Harn.* • *Die Nieren regulieren den Salz- und Säure-Basen-Haushalt des Körpers durch Ausscheidung von mehr oder weniger Salzen, Säuren und Basen mit dem Harn.*

Termini

Frage	Wie lauten die Termini für 1. Ausscheidungsarbeit des Harnsystems, 2. Niere?	Antwort	1. *Exkretion,* 2. *lat. ren, gr. nephros.*

Das Fortpflanzungssystem

Abbildungen beschriften

Frage	Benennen Sie bitte die in der Zeichnung dargestellten Einzelheiten des männlichen Fortpflanzungssystems!	Antwort	A = Harnblase (gehört nicht zum Fortpflanzungssystem, sondern zum Harnsystem) B = Samenleiter C = Schwellkörper D = Vorhaut E = Eichel F = Harn-Samenröhre G = Hoden H = Bläschendrüse I = Vorsteherdrüse J = Nebenhoden K = Hodensack
Frage	Benennen Sie bitte die in der Zeichnung dargestellten Einzelheiten des weiblichen Fortpflanzungssystems!	Antwort	A = Eileiter B = Gebärmutter C = Harnblase (gehört nicht zum Fortpflanzungssystem, sondern zum Harnsystem) D = Kitzler E = kleine Schamlippen F = große Schamlippen G = Eierstock H = Scheide

Das Fortpflanzungssystem

Theoretische Kenntnisse

Frage	Das Geschlecht eines Menschen wird durch sein Erbmaterial festgelegt. Dieses Erbmaterial, genannt DNA, liegt in den Zellen in Form von „Paketen" vor. Diese „Pakete" nennt man Chromosomen. Jeweils zwei Chromosomen nennt man Geschlechtschromosomen, weil auf ihnen die Erbanlagen für die Ausbildung des Geschlechts liegen. Welche Geschlechtschromosomen haben Männer und Frauen?	Antwort	*• Männer besitzen in allen Körperzellen ein X- und ein Y-Chromosom.* *• Frauen besitzen in allen Körperzellen zwei X-Chromosomen.*
Frage	Nach den „Anweisungen" auf den Geschlechtschromosomen bilden sich bei Frauen und Männern die Keimdrüsen sowie die äußeren Geschlechtsorgane. Was versteht man unter • Keimdrüsen und • äußeren Geschlechtsorganen?	Antwort	*• Die Keimdrüsen bilden die Keimzellen. Beim Mann heißen sie Hoden und bilden die Samenzellen. Bei der Frau heißen sie Eierstöcke und bilden die Eizellen. Außerdem produzieren die Keimdrüsen die Geschlechtshormone.* *• Die äußeren Geschlechtsorgane dienen der geschlechtlichen Vereinigung. Beim Mann ist es das männliche Glied, bei der Frau die Scheide.* *Zu den äußeren Geschlechtsorganen zählen außerdem noch „Hilfseinrichtungen" wie Hodensack, Schamlippen, Scheidenvorhof mit Vorhofdrüsen.*

Termini

Frage	Wie lauten die Termini für 1. männliche Keimdrüsen (Hoden), 2. weibliche Keimdrüsen (Eierstöcke), 3. männliches Glied, 4. Scheide, 5. Gebärmutter?	Antwort	1. Testes (Ez. Testis), 2. Ovarien (Ez. Ovar), 3. Penis, 4. Vagina, 5. Uterus.

Das Hormonsystem

Abbildungen beschriften

Frage Benennen Sie bitte die in der Zeichnung dargestellten Hormondrüsen des Menschen!

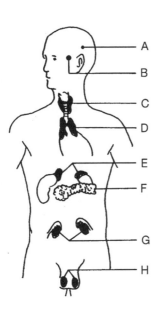

Antwort
A = Zirbeldrüse
B = Hirnanhangdrüse
C = Schilddrüse (und Nebenschilddrüsen)
D = Thymusdrüse
E = Nebennieren
F = Inselorgan in der Bauchspeicheldrüse
G = Eierstöcke
H = Hoden

Allgemeine Anatomie und Physiologie

Theoretische Kenntnisse

Frage	Zur Abstimmung der Organtätigkeiten untereinander und zur sinnvollen Reaktion auf Umweltbedingungen verfügt der Organismus über zwei Steuerungssysteme: das Nervensystem und das Hormonsystem. Was sind Hormone?	Antwort	*Hormone sind körpereigene Wirkstoffe, die maßgeblich an der Steuerung der Körperfunktionen beteiligt sind. Hormone beeinflussen z.B.* • *Wachstum und Entwicklung des Körpers,* • *Stoffwechsel,* • *Sexualentwicklung und Sexualleben,* • *Psyche.* *Hormone werden von bestimmten Drüsen oder spezialisierten Zellen produziert und an das Blut abgegeben. Sie sind bereits in sehr geringen Mengen wirksam.*
Frage	Die Hirnanhangdrüse ist eine übergeordnete Hormondrüse. Wo liegt sie und welche Aufgaben erfüllt sie?	Antwort	*Die Hirnanhangdrüse hängt mit einem Stiel an einem Teil des Gehirns, dem Zwischenhirn. Von dort wird auch ihre Tätigkeit reguliert.* *Die Hirnanhangdrüse produziert* • *Hormone, welche die Tätigkeit untergeordneter Hormondrüsen (Schilddrüse, Nebennieren, Geschlechtsdrüsen) regulieren.* • *das Wachstumshormon,* • *das Hormon, welches die Milchproduktion fördert.* *Außerdem speichert die Hirnanhangdrüse die vom Zwischenhirn gebildeten Hormone zur Verminderung der Harnausscheidung und das Geburtshormon und gibt diese Hormone ab.*

Das Hormonsystem

Frage	Welche Aufgaben erfüllen die von der Schilddrüse und den Nebenschilddrüsen gebildeten Hormone?	**Antwort**	*Die jodhaltigen Schilddrüsenhormone regulieren den Stoffwechsel, und zwar* • *bewirken sie eine Steigerung der Oxidation von Kohlenhydraten und Fetten und* • *fördern den Aufbau von körpereigenem Eiweiß (Wachstum und Entwicklung fördernde Wirkung vor allem in Kindheit und Jugend).* *Ein weiteres Schilddrüsenhormon reguliert gemeinsam mit dem Hormon der Nebenschilddrüsen den Kalzium- und Phosphathaushalt des Körpers.*
Frage	Die Nebennieren gliedern sich in Nebennierenrinde (NNR) und Nebennierenmark (NNM). Welche Hormone bilden NNR und NNM?	**Antwort**	*Die NNR bildet die Corticoide, z.B. Cortison. Die Corticoide sind maßgeblich an der Steuerung des Stoffwechsels beteiligt.* *Das NNM bildet die Hormone Adrenalin und Noradrenalin, welche Übertragersubstanzen des sympathischen Nervensystems sind.*
Frage	Cortison spielt in der Zahnmedizin eine besonders wichtige Rolle. Warum?	**Antwort**	• *Cortison hat u.a. eine Entzündungen hemmende Wirkung und kann deshalb als Medikament gegen nicht durch Mikroorganismen verursachte Entzündungen der Mundschleimhaut eingesetzt werden.* • *Cortison hat u.a. eine den Blutzuckergehalt steigernde Wirkung und kann deshalb als Notfallmedikament z.B. bei Schock eingesetzt werden.*

Frage	Adrenalin spielt ebenfalls eine wichtige Rolle in der Zahnmedizin. Warum?	Antwort	• *Adrenalin steigert die Aktivität des Atmungs- und Kreislaufsystems und erhöht den Blutzuckergehalt. Es ist deshalb ein wichtiges Notfallmedikament.* • *Adrenalin verengt die kleinen Gefäße in Haut und Schleimhäuten. Als Zusatzmittel zu Betäubungsmittellösungen für die lokale Betäubung verringert es bei operativen Eingriffen die Blutung und verhindert den raschen Abtransport des Betäubungsmittels durch das Blut.*
Frage	Welche Hormone produziert das Inselorgan der Bauchspeicheldrüse und welche Aufgaben erfüllen diese Hormone?	Antwort	Das Inselorgan produziert zwei Hormone: • Insulin und • Glukagon. Diese beiden Hormone regulieren als Gegenspieler den Blutzuckergehalt, und zwar senkt Insulin den Blutzuckerwert, während Glukagon ihn erhöht.

Termini

Frage	Wie lauten die Termini für 1. Hormondrüsen, 2. Hirnanhangdrüse, 3. Lehre von den Hormonen und hormonell bedingten Erkrankungen?	Antwort	1. endokrine Drüsen, 2. Hypophyse, 3. Endokrinologie.

Das Nervensystem

Abbildungen beschriften

Frage	Ordnen Sie bitte zu: • Gehirn • Rückenmark • Peripheres Nervensystem 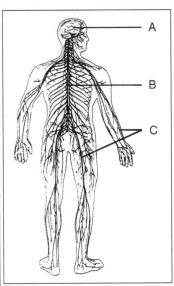	Antwort	A = Gehirn B = Rückenmark (beide zusammen bilden das zentrale Nervensystem) C = peripheres Nervensystem
Frage	Benennen Sie bitte die in der Zeichnung dargestellten Hirnteile! 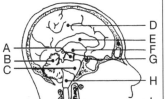	Antwort	A = Mittelhirn B = Kleinhirn (Hinterhirn) C = Brücke (Hinterhirn) D = Großhirn E = Balken (Verbindung zwischen den beiden Großhirnhälften) F = Zwischenhirn G = Hirnanhangdrüse (gehört zum Hormonsystem) H = verlängertes Mark

Frage	Benennen Sie bitte die dargestellten Einzelheiten einer Nervenzelle (= Neuron) und geben Sie kurz deren Aufgaben an!		I = Rückenmark (kein Hirnteil, gehört jedoch zum zentralen Nervensystem)

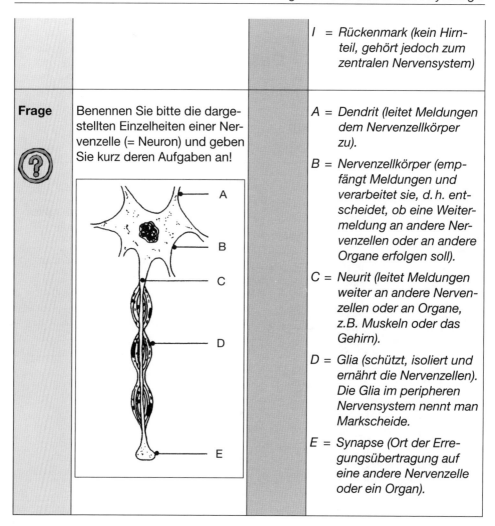

A = Dendrit (leitet Meldungen dem Nervenzellkörper zu).

B = Nervenzellkörper (empfängt Meldungen und verarbeitet sie, d. h. entscheidet, ob eine Weitermeldung an andere Nervenzellen oder an andere Organe erfolgen soll).

C = Neurit (leitet Meldungen weiter an andere Nervenzellen oder an Organe, z.B. Muskeln oder das Gehirn).

D = Glia (schützt, isoliert und ernährt die Nervenzellen). Die Glia im peripheren Nervensystem nennt man Markscheide.

E = Synapse (Ort der Erregungsübertragung auf eine andere Nervenzelle oder ein Organ).

Theoretische Kenntnisse

Frage	Das Nervensystem ist das wichtigste Steuerungssystem des Organismus und Grundlage für das Bewusstsein und für die seelischen und geisti-	Antwort	• Lage und Aufgaben - Zentrales Nervensystem (ZNS), bestehend aus Gehirn und Rückenmark. Im ZNS werden alle Informationen, die von den Orga-

Das Nervensystem

gen Fähigkeiten eines Menschen. Nach den Gesichtspunkten „Lage und Aufgaben" sowie „willkürliche Steuerbarkeit" kann man das Nervensystem gliedern.

Erläutern Sie bitte diese Einteilung des Nervensystems!

nen des Körpers oder von aufgenommen und verarbeitet, und von hier werden die Befehle an den Körper gesendet.
- Peripheres Nervensystem (PNS).
Das PNS besteht aus den Leitungsbahnen, die dem ZNS die Meldungen zuschicken und die Befehle des ZNS an die Organe und Gewebe des Körpers weitergeben. Die Bahnen des PNS durchziehen den ganzen Körper.

• Willkürliche Steuerbarkeit
Willkürlich heißt, dass eine Reaktion unter Beteiligung des Willens abläuft. Sehr viele Organtätigkeiten werden jedoch nicht durch den Willen kontrolliert. Man unterteilt deshalb in

- willkürliches Nervensystem und
- unwillkürliches Nervensystem.

Frage

Beschreiben Sie bitte den Aufbau des willkürlichen peripheren Nervensystems!w

Antwort

Das periphere Nervensystem besteht aus 31 bis 32 paarigen Rückenmarksnerven und 12 paarigen Hirnnerven sowie den Verzweigungen dieser Nerven.

• Die Rückenmarksnerven verlassen das Rückenmark jeweils zwischen zwei Wirbeln durch die Zwischenwirbellöcher. Sie versorgen vor allem die Skelettmuskulatur und die Haut.

			• Die Hirnnerven verlassen den Schädel durch besondere Öffnungen in den Schädelknochen. Sie versorgen überwiegend die Muskulatur von Kopf und Hals sowie die Sinnesorgane des Kopfes.
Frage	Was versteht man unter • motorischen, • sensorischen (sensiblen) und • gemischten Nerven?	**Antwort**	*Das willkürliche periphere Nervensystem muss Meldungen von den inneren Organen und von außen dem ZNS zuleiten, und es muss Befehle des ZNS zur Skelettmuskulatur senden (ableiten). Zuleitende Bahnen nennt man sensorische (sensible) Bahnen, ableitende Bahnen nennt man motorische Bahnen.* *Die einzelnen Bahnen des PNS sind zu Bündeln zusammen gefasst. Ein solches Bündel nennt man Nerv.* • *Ein motorischer Nerv enthält nur motorische Bahnen.* • *Ein sensibler Nerv enthält nur sensible Bahnen.* • *Ein gemischter Nerv enthält motorische und sensible Bahnen.* *Die Rückenmarksnerven sind gemischte Nerven, bei den Hirnnerven unterscheidet man rein sensible, rein motorische und gemischte Nerven.*
Frage	Was versteht man unter einem Reflex?	**Antwort**	*Unter einem Reflex versteht man eine Bewegung oder auch eine Drüsenfunktion, die unabhängig vom Gehirn und damit auch unabhängig vom Willen ablaufen.*

Die Reflexreaktion wird ausgelöst durch einen Reiz. Die Information wird durch sensorische Bahnen zum Rückenmark geleitet. Hier erfolgt eine Umschaltung auf motorische Bahnen, die den Befehl zur Reaktion der Muskulatur bzw. der Drüse übermitteln.

Reflexe dienen in der Regel dem Schutz des Organismus vor Schädigungen (z.B. Lidschlussreflex, Schluckreflex) oder der Einstellung des Organismus auf physiologische Erfordernisse (z.B. Speichelreflex).

| **Frage** | Beschreiben Sie bitte Aufbau und Aufgaben des unwillkürlichen Nervensystems! | **Antwort** | *Das unwillkürliche Nervensystem versorgt die glatte Muskulatur der inneren Organe (z.B. Verdauungsorgane, Atmungsorgane, Gefäße, Drüsen); es reguliert und koordiniert deren Tätigkeit.* *Man unterteilt das unwillkürliche Nervensystem in die Anteile* *• Sympathicus und* *• Parasympathicus.* *Die Tätigkeit des Sympathicus hat eine Leistungssteigerung des Organismus zur Folge, der Parasympathicus sorgt vor allem für die Erholung der Organe während der Ruhephase und für den Aufbau neuer Leistungsreserven.* *Das unwillkürliche Nervensystem besteht wie das willkürliche NS aus peripheren Leitungsbahnen und Zentralstellen, die im Gehirn und im Rückenmark liegen.* |

Frage	Gehirn und Rückenmark werden als absolut lebenswichtige Organe in besonderer Weise geschützt. Beschreiben Sie bitte diese Schutzeinrichtungen!	**Antwort**	• Das Gehirn liegt rundum geschützt im Hirnschädel und ist von Häuten umgeben. Zwischen den Häuten befindet sich ein mit Flüssigkeit gefüllter Spalt, der das Gehirn zusätzlich vor Druck und Stoß schützt. • Das Rückenmark verläuft im Wirbelkanal und ist ebenfalls von Häuten und einem Flüssigkeitsspalt umgeben.
Frage	Das menschliche Gehirn wird gegliedert in verschiedene Abschnitte, denen unterschiedliche Aufgaben zukommen: • Großhirn, • Zwischenhirn, • Mittelhirn, • Hinterhirn, • verlängertes Mark. Nennen Sie bitte in Stichworten die Aufgaben der verschiedenen Hirnteile!	**Antwort**	• *Großhirn:* Zentrum aller geistigen Tätigkeiten, des Bewusstseins, des Willens und Verstandes und aller seelischen Vorgänge. • *Zwischenhirn:* Übergeordnetes Zentrum des unwillkürlichen Nervensystems und des Hormonsystems. • *Mittelhirn:* Mitarbeit bei der Regulierung und Koordinierung von Bewegungen. • *Hinterhirn:* Zentrum für automatische Bewegungsabläufe und die Aufrechterhaltung des Gleichgewichts. • *Verlängertes Mark:* Zentrum für Atmung und Kreislauf.

Termini

Frage	Wie lauten die Termini für 1. Nerv, 2. Rückenmarksnerv, 3. Hirnnerv?	Antwort	1. Nervus, 2. Nervus spinalis (Spinalnerv), 3. Nervus cranialis (Cranialnerv).
Frage	Wie nennt man das unwillkürliche Nervensystem auch noch?	Antwort	Vegetatives oder autonomes Nervensystem.
Frage	Setzen Sie bitte die Termini ein! 1. Gehirn, 2. Rückenmark.	Antwort	1. gr. Enzephalon, lat. Cerebrum, 2. Medulla spinalis.
Frage	Wie lauten die Termini für 1. Nervenzelle, 2. kurzer Fortsatz der Nervenzelle, 3. langer Fortsatz der Nervenzelle, 4. Ort der Erregungsübertragung, 5. Isolier-, Schutz- und Ernährungszellen des Nervengewebes?	Antwort	1. Neuron, 2. Dendrit, 3. Neurit, 4. Synapse, 5. Glia.

Die Sinnesorgane

Frage		Antwort	
	„Mit Hilfe der Sinnesorgane stellt der Mensch die Verbindung zur Außenwelt und zu den Vorgängen innerhalb seines Körpers her." Erläutern Sie bitte diese Aussage!		Sinnesorgane nehmen Reize, z.B. Gerüche, Geräusche, Temperaturunterschiede, Lichtreize, Schmerz auf. Sie vermitteln uns Informationen (warnen so auch vor Gefahren!), die im Gehirn empfangen und interpretiert werden. Aufgrund dieser Informationen kann das Gehirn Befehle für sinnvolle Reaktionen an den Körper geben.
	Zellen, die sich darauf spezialisiert haben, bestimmte Reize aufzunehmen, nennt man Sinneszellen. Welche Reize und welche Sinneszellen kann man unterscheiden?		Reize sind chemische oder physikalische Signale. • Geruchs- und Geschmackszellen nehmen chemische Signale auf. • Tast- und Druckempfänger, Hörsinneszellen und Sinneszellen in dem Gleichgewichtsorgan im Innenohr nehmen mechanische Signale auf. • Sehzellen nehmen Lichtimpulse auf. • Temperaturempfänger nehmen Kälte- oder Wärmereize auf. • Schmerzempfänger nehmen die chemischen Reize der Schmerzstoffe, die bei einer Gewebeschädigung ausgeschüttet werden, auf.

Die Sinnesorgane

Frage	Die meisten Sinneszellen liegen beim Menschen im Kopfbereich und sind zu Sinnesorganen zusammen gefasst. Nennen Sie bitte diese Sinnesorgane!	Antwort	• *Riechsinneszellen liegen im Riechepithel der Nasenhöhle.* • *Geschmackssinneszellen liegen vor allem auf der Zunge.* • *Hörsinneszellen liegen im Innenohr.* • *Zellen zur Aufnahme von Lage- und Bewegungsreizen liegen ebenfalls im Innenohr.* • *Sinneszellen zur Aufnahme von Lichtreizen liegen in der Netzhaut der Augen.* *Sinneszellen zur Aufnahme von Druckreizen und von Temperaturreizen sowie die Nervenenden zur Aufnahme von Schmerzreizen sind zwar nicht auf den Kopfbereich beschränkt, sondern befinden sich in der gesamten Haut und den Schleimhäuten, aber auch sie sind besonders reichlich z.B. in der Mundhöhle und den Lippen lokalisiert.*
Frage	Wie werden die Sinnesinformationen zum Gehirn geleitet und wo werden sie dort empfangen?	Antwort	*Von den Sinneszellen bzw. Sinnesorganen leiten sensorische (sensible) Nervenbahnen die Informationen zum Rückenmark und von dort zu den sensorischen (sensiblen) Zentren des Gehirns (Großhirn).* *Erst wenn die Informationen hier angekommen sind, „empfinden" wir bewusst den Reiz.*

Haut und Schleimhäute

Abbildungen beschriften

Frage	Antwort
Benennen Sie bitte die in der Zeichnung dargestellten Einzelheiten der Haut!	A = Wärmeempfänger B = Nerven C = Kälteempfänger D = Tastkörperchen E = Fettzellen F = Talgdrüse G = Muskel (zum Aufrichten des Haars) H = Blutgefäß I = Schweißdrüse J = Haarpapille
Die Zeichnung stellt schematisch die Schichten der Haut von außen nach innen dar. Benennen Sie bitte diese Schichten!	A = Oberhaut B = Lederhaut C = Unterhaut

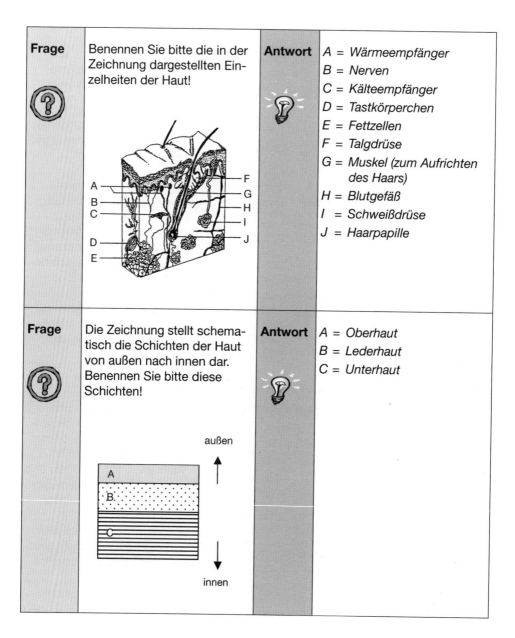

Haut und Schleimhäute 77

Frage	Die Abbildung zeigt die Schleimhaut. Benennen Sie bitte die dargestellten Einzelheiten!	Antwort	A = *nicht verhornendes Epithel* B = *Bindegewebsschicht (entspricht der Lederhaut; ist zapfenförmig mit dem Epithel verzahnt und geht ohne deutliche Grenze in die Unterschleimhaut über)* C = *Schleimdrüse*

Theoretische Kenntnisse

Frage	Die Haut ist das größte Organ des Menschen. Sie ist aus drei Schichten aufgebaut. Wie heißen diese Hautschichten?	Antwort	*Die Haut besteht (von außen nach innen) aus* • *der Oberhaut* • *der Lederhaut und* • *der Unterhaut.*
Frage	Beschreiben Sie bitte den Aufbau der Oberhaut!	Antwort	*Die Oberhaut besteht aus mehrschichtigem Epithelgewebe und ist mit der Lederhaut zapfenförmig verzahnt. Die Oberhaut enthält keine Blutgefäße und muss deshalb von der Lederhaut ernährt werden.* *Die Oberhaut gliedert sich in die Schichten* • *Keimschicht und* • *Hornschicht.*

In der Keimschicht erfolgen laufend Zellteilungen zur Erneuerung der Oberhaut. Die Zellen wandern langsam nach außen. Dabei wird ihre Ernährung immer mehr erschwert, so dass sie schließlich absterben (= verhornen). Als kleine Schuppen werden sie zum Schluss abgestoßen.

In der Keimschicht liegen außerdem freie Nervenenden zur Aufnahme von Schmerzreizen sowie Farbstoff bildende Zellen. Der von ihnen gebildete braunschwarze Farbstoff schützt den Organismus vor ultravioletter Strahlung.

Frage	Wie ist die Lederhaut aufgebaut?	**Antwort** 	Die Lederhaut besteht aus Bindegewebe, in dem Blut- und Lymphgefäße sowie Nervenfasern verlaufen. • Die obere Schicht der Lederhaut heißt Zapfenschicht. Sie besteht aus lockerem Bindegewebe, in das elastische Fasern eingelagert sind. In dieser Gewebeschicht befinden sich auch viele Immunzellen. • Die untere Schicht der Lederhaut heißt Netzschicht. Sie besteht aus straffem Bindegewebe mit vielen zu Bündeln zusammen gefassten Fasern, die netzartig miteinander verknüpft sind. Die Lederhaut enthält Schweiß- und Talgdrüsen sowie Sinnesempfänger für Tast- bzw. Druckreize und Temperaturreize. Außerdem sind in der Lederhaut die Haarwurzeln verankert.

Haut und Schleimhäute

Frage	Die Lederhaut geht ohne deutliche Grenze in die Unterhaut über. Wie ist die Unterhaut aufgebaut?	**Antwort**	*Die Unterhaut ist viel dicker als die Ober- und Lederhaut. Sie besteht aus Bindegewebe, das lockere Faserbündel enthält und gegenüber den darunter liegenden Muskeln oder Knochen elastisch verschiebbar ist. Zwischen den Faserbündeln befinden sich Ansammlungen von Fettzellen.*
Frage	Welche Aufgaben erfüllt die Haut?	**Antwort**	*Die Haut dient* • *dem Schutz des Organismus vor Verletzungen, Krankheitserregern, ultravioletter Strahlung, Kälte, Überwärmung, Austrocknung;* • *der Temperaturregulation des Organismus durch stärkere oder schwächere Hautdurchblutung und Schweißabsonderung;* • *der Energiespeicherung;* • *der Ausscheidung (in geringem Maß);* • *der Aufnahme von Reizen.*
Frage	Die inneren Oberflächen des Körpers werden von Schleimhäuten ausgekleidet. Welche grundsätzlichen Unterschiede im Aufbau bestehen zwischen Haut und Schleimhäuten?	**Antwort**	*Die Schleimhäute bestehen wie die Haut aus drei Schichten. Aber die obere Epithelschicht verhornt nicht. Und die Schleimhäute werden durch Sekrete der Schleimdrüsen stets feucht gehalten.*

Frage	Je nachdem, welche speziellen Aufgaben die Schleimhäute zu erfüllen haben, zeigen sie gewisse Unterschiede im Aufbau. Nennen Sie bitte Beispiele für solche Anpassungen an besondere Aufgaben!	**Antwort**	• Die Schleimhaut der Atemwege besitzen viele feine Haare, sog. Flimmerhaare, durch deren Bewegung Fremdkörper nach außen befördert werden. So ein Flimmerepithel befindet sich auch in den Eileitern der Frau. Hier wird durch die Flimmerbewegung die Eizelle zur Gebärmutter transportiert. • Die Schleimhaut im Magen und im Darm enthält besondere Drüsen, die u.a. Verdauungsenzyme abgeben. • Im Dünndarm ist die Schleimhaut zur Vergrößerung der Oberfläche in fingerförmige Fortsätze (Zotten) aufgefaltet. Sie ist besonders reich durchblutet, um die Aufnahme der Nährstoffbausteine zu ermöglichen.

Termini

Frage	Wie lauten die Termini für 1. Oberhaut, 2. Lederhaut und 3. Unterhaut?	**Antwort**	1. Epidermis, 2. Corium, 3. Subcutis.
Frage	Wie lauten die Termini für 1. Haut (2 Termini), 2. Oberhaut und Lederhaut zusammen?	**Antwort**	1. gr. derma, lat. integumentum, 2. Cutis.

Frage	Setzen Sie bitte die Termini ein! 1. braunschwarzer Farbstoff, 2. Farbstoff bildende Zellen.	**Antwort**	*1. Melanin,* *2. Melanozyten.*
Frage	Wie lauten die Termini für 1. Schleimhaut, 2. Unterschleimhaut?	**Antwort**	*1. Mukosa,* *2. Submukosa.*

Die Zähne des Menschen

Abbildungen beschriften

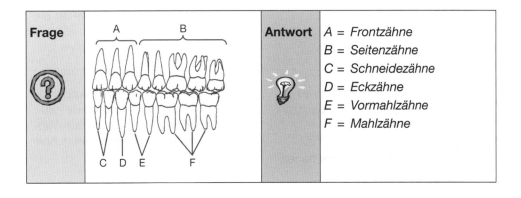

Frage

Antwort
A = Frontzähne
B = Seitenzähne
C = Schneidezähne
D = Eckzähne
E = Vormahlzähne
F = Mahlzähne

Theoretische Kenntnisse

Frage Man unterscheidet im menschlichen Gebiss verschiedene Zahnformen.

Wie oft sind Schneidezähne, Eckzähne, Vormahlzähne (kleine Backenzähne) und Mahlzähne (große Backenzähne) im kompletten Gebiss eines Erwachsenen vertreten?

Antwort Der Erwachsene besitzt in seinem kompletten Gebiss

- 8 Schneidezähne,
- 4 Eckzähne,
- 8 Vormahlzähne und
- 12 Mahlzähne.

Frage Welche Form haben die Kronen

- der Schneidezähne und
- der Eckzähne?

Antwort
- Die Schneidezähne haben schaufelförmige Kronen mit scharfen Schneidekanten.
- Die Eckzähne haben Kronen mit dachförmigen Schneidekanten.

Frage	Die Schneidezähne im Oberkiefer (11, 12, 21, 22) und Unterkiefer (31, 32, 41, 42) unterscheiden sich. Welche Unterscheidungsmerkmale kann man nennen?	**Antwort**	*Die mittleren Schneidezähne (11 und 21) sind im Oberkiefer breiter, im Unterkiefer (31 und 41) schmaler als die seitlichen Schneidezähne (OK: 12 und 22, UK: 32 und 42).* *Insgesamt sind die UK-Schneidezähne kleiner als die OK-Schneidezähne.*
Frage	Die Kronen der Mahlzähne und Vormahlzähne besitzen Kauhöcker. Wie viele Kauhöcker haben die Vormahlzähne?	**Antwort**	*Die Vormahlzähne besitzen 2 Kauhöcker. Der größere Kauhöcker weist jeweils zur Wange, der kleinere zur Mundhöhle.*
Frage	Die Furchen zwischen den Kauhöckern bezeichnet man als Fissuren. Diese Fissuren bilden bei den Oberkiefer- und Unterkiefermahlzähnen zwei charakteristische Muster. Welche?	**Antwort**	• *Die Fissuren zwischen den Höckern der Oberkiefermahlzähne bilden ein schräg gestelltes H.* • *Die Fissuren zwischen den Höckern der Unterkiefermahlzähne bilden ein Kreuz.*
Frage	Die verschiedenen Zähne des Menschen haben unterschiedlich viele Wurzeln. Wie viele Wurzeln haben (in der Regel) • Schneidezähne, • Eckzähne, • Vormahlzähne und • Mahlzähne des Dauergebisses?	**Antwort**	*Schneidezähne, Eckzähne und die Vorbackenzähne 15, 25, 34, 35 und 44, 45 haben jeweils eine Wurzel, die Vorbackenzähne 14 und 24 zwei Wurzeln. Die Oberkiefermahlzähne haben 3, die Unterkiefermahlzähne 2 Wurzeln.*

Die Zähne des Menschen

Frage	Wie stehen die Wurzeln der ersten Vormahlzähne (14 und 24) im Oberkiefer?	Antwort	Die Wurzeln der ersten Vormahlzähne im Oberkiefer Weisen jeweils zum Gaumen und zur Wange.
Frage	Wie stehen die Wurzeln der Oberkiefermahlzähne (16, 17, 18 und 26, 27, 28)?	Antwort	Eine Wurzel der OK-Mahlzähne weist jeweils zum Gaumen, zwei Wurzeln weisen jeweils zur Wange.
Frage	Wie stehen die Wurzeln der Unterkiefermahlzähne (36, 37, 38 und 46, 47, 48)?	Antwort	Eine Wurzel der UK-Mahlzähne weist jeweils zum Ende, die andere Wurzel weist jeweils zur Mitte des Zahnbogens.

Termini

Frage	Wie lautet der Terminus für das Dauergebiss?	Antwort	permanentes Gebiss
Frage	Wie lauten die Termini für 1. Schneidezahn, -zähne, 2. Eckzahn, -zähne, 3. Vormahlzahn, -zähne und 4. Mahlzahn, -zähne?	Antwort	1. Dens incisivus, Dentes incisivi, 2. Dens caninus, Dentes canini, 3. Dens praemolar, Dentes praemolares, 4. Dens molar, Dentes molares.

Frage	Wie lauten die Termini für die Lagebezeichnungen für 1. zur Mitte des Zahnbogens weisend, 2. zum Ende des Zahnbogens weisend, 3. zur Wange weisend, 4. zum Gaumen weisend, 5. zur Zunge weisend, 6. zur Lippe weisend	**Antwort**	1. *mesial,* 2. *distal,* 3. *buccal,* 4. *palatinal,* 5. *lingual,* 6. *labial.*
Frage	Wie lautet der Terminus für den Raum zwischen zwei benachbarten Zähnen?	**Antwort**	*Interdentalraum*

Äußerer und innerer Aufbau des Zahns

Abbildungen beschriften

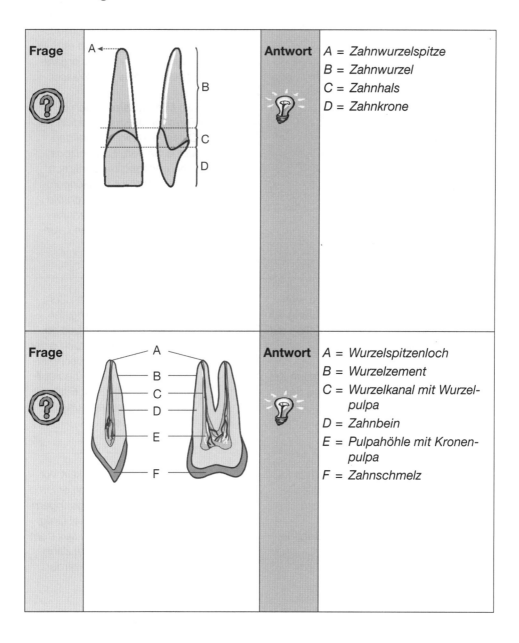

Frage	Antwort
(Abbildung 1)	A = Zahnwurzelspitze B = Zahnwurzel C = Zahnhals D = Zahnkrone
(Abbildung 2)	A = Wurzelspitzenloch B = Wurzelzement C = Wurzelkanal mit Wurzelpulpa D = Zahnbein E = Pulpahöhle mit Kronenpulpa F = Zahnschmelz

Theoretische Kenntnisse

Frage	Der Zahnschmelz ist die härteste Substanz des menschlichen Körpers. Wie ist er aufgebaut?	Antwort	*Zahnschmelz besteht zu etwa 95 % aus anorganischem Material (= mineralische Salze: hauptsächlich Kalzium-Phosphat-Verbindungen und geringe Mengen von Kalzium-Fluor-Verbindungen) und enthält somit nur sehr wenig organisches Material und Wasser.* *Die Mineralsalze liegen in Form feiner Kristallnadeln vor. Diese Kristallnadeln bilden kleine Säulen, Schmelzprismen genannt, die senkrecht zur Kaufläche bzw. Schneidekante stehen und durch die organischen Schmelzanteile zusammen gehalten („verklebt") werden.*
Frage	Der Zahnschmelz wird während der Zahnentwicklung von Schmelz bildenden Zellen aufgebaut. Was geschieht mit diesen Zellen nach Fertigstellung des Zahnschmelzes?	Antwort	*Die Schmelz bildenden Zellen sterben nach Fertigstellung des Zahnschmelzes ab. Das bedeutet, dass nach einer Schädigung des Zahnschmelzes dieser nie wieder neu aufgebaut werden kann: Eine Zahnschmelzschädigung ist also irreversibel.*
Frage	Der Zahnschmelz enthält keine Zellen, keine Blutgefäße und keine Nervenfasern. Ist er also ein totes Gebilde ohne Stoffwechsel?	Antwort	*Der Zahnschmelz ist kein völlig totes Gebilde, denn er ist – wenn auch in sehr geringem Maß! – zu Stoffwechsel fähig: gelöste Salze können aus dem Speichel und aus dem Zahnmark aufgenommen werden.*

Äußerer und innerer Aufbau des Zahns

Frage		Antwort	
Frage	Das Zahnbein ist viel weicher als der Zahnschmelz. Wie ist es aufgebaut?	**Antwort**	*Das Zahnbein besteht aus ca. 70 % anorganischen Substanzen: hauptsächlich Kalzium-Phosphat-Verbindungen. Die restlichen 30 % entfallen auf organische Substanzen und Wasser*
Frage	Eine Verletzung des Zahnbeins macht den Zahn schmerzempfindlich. Warum löst die Verletzung des Zahnbeins Schmerzen aus?	**Antwort**	*Im Zahnbein verlaufen feine Kanäle (sog. Dentinkanälchen). In diesen Kanälen liegen die Fortsätze der Dentin bildenden Zellen, der sog. Odontoblasten, sowie feine Nervenfasern. Diese Nervenfasern können durch Temperaturreize oder chemische Reize (z. B. süße Speisen) gereizt werden.*
Frage	Was vesteht man unter Sekundär- oder Reizdentin?	**Antwort**	*Im Gegensatz zu den Schmelz bildenden Zellen sterben die Zahnbein bildenden Zellen nach „getaner Arbeit" nicht ab. Sie liegen als schmaler Zellsaum am Rande des Zahnmarks. Eine Verletzung oder Reizung des Zahnbeins aktiviert diese Zellen, neues Zahnbein zu bilden, das man – im Gegensatz zu dem ersten, ursprünglichen Zahnbein – Sekundär- oder Reizdentin nennt.*
Frage	Wer bildet den Wurzelzement?	**Antwort**	*Der Wurzelzement wird von den Wurzelzement bildenden Zellen gebildet. Auch sie sterben nach „getaner Arbeit" nicht ab und können bei Reizung und Verletzung Wurzelzement nachbilden.*

| Frage | Das Zahnmark ist – im Gegensatz zu Zahnschmelz, Zahnbein und Wurzelzement – ein weiches Organ, das den Zahn ernährt.

Welche Gewebe bilden das Zahnmark? | Antwort | *Das Zahnmark besteht aus lockerem Bindegewebe, in dem Blutgefäße, Lymphspalten und Nervenfasern verlaufen. An der Grenze des Zahnmarks zum Zahnbein liegen dicht gedrängt die Zahnbein bildenden Zellen, die ihre feinen Fortsätze in das Zahnbein senden.* |

Termini

Frage	Wie lauten die Termini für 1. Zahnkrone, 2. Zahnhals, 3. Zahnwurzel, 4. Zahnwurzelspitze?	Antwort	*1. Corona dentis,* *2. Cervix dentis,* *3. Radix dentis,* *4. Apex radicis dentis.*
Frage	Wie lauten die Termini für 1. Zahnschmelz, 2. Zahnbein, 3. Wurzelzement, 4. Zahnmark, 5. Pulpahöhle, 6. Wurzelspitzenloch?	Antwort	*1. Adamantin oder Enamelum,* *2. Dentin,* *3. Cementum,* *4. Pulpa,* *5. Pulpa cavum,* *6. Foramen apicale.*
Frage	Wie lauten die Termini für 1. Schmelz bildende Zellen, 2. Dentin bildende Zellen, 3. Fortsätze der Dentin bildenden Zellen, 4. Wurzelzement bildende Zellen?	Antwort	*1. Ameloblasten oder Adamantoblasten,* *2. Odontoblasten,* *3. Odontoblastenfortsätze oder Tomessche Fasern,* *4. Cementoblasten.*

Zahnentwicklung, Zahndurchbruch, Zahnwechsel

Abbildungen beschriften

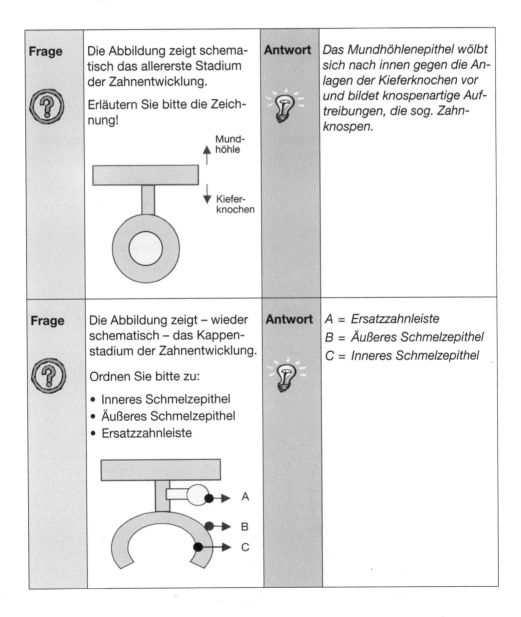

Frage	Die Abbildung zeigt schematisch das allererste Stadium der Zahnentwicklung. Erläutern Sie bitte die Zeichnung!	Antwort	Das Mundhöhlenepithel wölbt sich nach innen gegen die Anlagen der Kieferknochen vor und bildet knospenartige Auftreibungen, die sog. Zahnknospen.
Frage	Die Abbildung zeigt – wieder schematisch – das Kappenstadium der Zahnentwicklung. Ordnen Sie bitte zu: • Inneres Schmelzepithel • Äußeres Schmelzepithel • Ersatzzahnleiste	Antwort	A = Ersatzzahnleiste B = Äußeres Schmelzepithel C = Inneres Schmelzepithel

Frage	Benennen Sie bitte die Einzelheiten der schematischen Darstellung einer Zahnglocke! 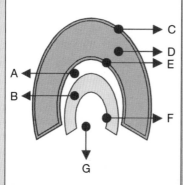	Antwort	A = Zahnschmelz B = Dentin C = Äußeres Schmelzepithel D = Schmelzpulpa E = Inneres Schmelzepithel mit Ameloblasten F = Odontoblasten G = Pulpa
Frage	Im 6. Schwangerschaftsmonat zeigt der Zahnkeim zunehmend die endgültige Zahnform. Ordnen Sie bitte zu: • Schmelz • Dentin • Pulpa • Ameloblasten • Odontoblasten • Äußeres Schmelzepithel • Schmelzpulpa 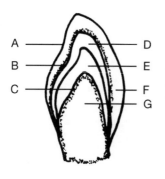	Antwort	A = Äußeres Schmelzepithel B = Ameloblasten C = Odontoblasten D = Schmelz E = Dentin F = Schmelzpulpa G = Pulpa

Zahnentwicklung, Zahndurchbruch, Zahnwechsel 93

Frage	Die Zeichnung zeigt das Wechselgebiss eines Kindes. In welchem Alter (ungefähr!) ist das Kind? Begründen Sie bitte Ihre Aussage!	Antwort	*Das Kind ist etwa fünf bis sieben Jahre alt.* *Begründung: der 1. Dauermolar, der sog. Sechsjahresmolar ist bereits durchgebrochen. An dieser Stelle muss kein Milchzahn resorbiert werden.*

Theoretische Kenntnisse

Frage	Die Entwicklung der Milchzähne und der Dauerzähne verläuft in mehreren Stufen. Wann beginnt die Zahnentwicklung eines Menschen?	Antwort	*Etwa in der 6. vorgeburtlichen Lebenswoche.*
Frage	Die Zahnanlagen entstehen aus der sog. Zahnleiste. Aus welchem Gewebe besteht die Zahnleiste?	Antwort	*Die Zahnleiste entsteht aus dem Mundhöhlenepithel, das sich nach innen gegen die Kieferanlagen vorwölbt.*
Frage	Die Zahnleiste bildet pro Kiefer zehn kolbenförmige Wucherungen. Wie heißt dieses erste Zahnstadium?	Antwort	*Zahnknospe*

Frage	Welche weiteren Stadien der Zahnentwicklung kann man unterscheiden?	**Antwort**	• *Etwa 8. vorgeburtliche Lebenswoche: Die Zahnglocke stülpt sich unten ein und bildet die Zahnkappe. Aus der inneren Zellschicht der Kappe bilden sich die Schmelz aufbauenden Ameloblasten.* • *Etwa 10. vorgeburtliche Lebenswoche: Die Zahnkappe wächst und nimmt die Form einer Glocke an. Von unten lagern sich Bindegewebszellen, Blutgefäße und Nervenzellen an die innere Glockenwand und beginnen mit der Bildung der Pulpa. Die Bindegewebszellen unmittelbar an der inneren Glockenwand entwickeln sich zu den Dentin aufbauenden Odontoblasten.* • *Etwa 4. vorgeburtlicher Lebensmonat: Die Mineralisation von Schmelz und Dentin beginnt.* • *Bei der Geburt sind die Schmelzkronen der mittleren Schneidezähne fast vollständig fertig, die seitlichen Schneidezahnkronen zu ca. 2/3 und die Eckzahnkronen zu 1/3 aufgebaut. Von den Milchmolaren sind nur die Schmelzüberzüge der Kauhöcker fertig gestellt.* • *Zahndurchbruch: Der Durchbruch der Milchzähne in die Mundhöhle beginnt, wenn die Kronen fertig ausgebildet sind und das Wachstum der Wurzeln einsetzt.*

Frage	Was versteht man unter dem Schmelzorgan?	**Antwort**	*Das Schmelzorgan ist die glockenförmige Zahnschmelzanlage aus Epithelzellen. Man unterscheidet ein äußeres und ein inneres Schmelzepithel. Nur das innere Schmelzepithel bildet Ameloblasten.* *Zwischen äußerem und innerem Schmelzepithel liegt die sog. Schmelzpulpa, die durch die Produktion von Zahnschmelz immer weiter eingeengt wird und schließlich vollständig verschwindet.*
Frage	Der Durchbruch der Milchzähne schwankt in weiten Bereichen. Nennen Sie bitte Durchschnittswerte für die Durchbruchszeiten der Milchzähne!	**Antwort**	*6. bis 8. Monat:* *mittlerer Schneidezahn* *8. bis 12 Monat:* *seitlicher Schneidezahn* *12. bis 16. Monat:* *erster Milchmolar* *16. bis 20 Monat:* *Eckzahn* *20. bis 30. Monat:* *zweiter Milchmolar* *In der Regel haben die Unterkieferzähne einen leichten Vorsprung gegenüber den Oberkieferzähnen. Mädchen zahnen meist einige Monate früher als Jungen.*
Frage	Woraus bilden sich die Dauerzähne?	**Antwort**	*Ewa im 4. vorgeburtlichen Lebensmonat verliert der Zahnkeim die Verbindung mit der Zahnleiste. Ein kleiner Teil dieser Zahnleiste bleibt als sog. Ersatzzahnleiste erhalten und bildet die Keime für die Dauerzähne.*

Spezielle Anatomie und Physiologie

Frage	Mit etwa drei Jahren sind die Wurzeln aller Milchzähne voll ausgebildet. Schon ein Jahr später setzt ihr Abbau ein. An welchen Zähnen zuerst?	**Antwort**	*In der Regel beginnt der Abbau der Milchzahnwurzeln an den Schneidezähnen. Unter dem Druck des nachwachsenden Dauerzahns bauen besondere Zellen das Wurzelmaterial ab, bis der Zahn seinen Halt verliert, wackelt und schließlich ausfällt.*
Frage	Was versteht man unter 1. Zuwachszähnen und 2. Ersatzzähnen?	**Antwort**	*1. Zuwachszähne sind Dauerzähne, die zusätzlich zu den 20 Milchzähne im Dauergebiss vorkommen. Der erste Zuwachszahn ist der erste Molar.* *2. Ersatzzähne sind Dauerzähne, die an die Stelle von Milchzähnen treten.*
Frage	Nennen Sie bitte Durchschnittswerte für die Durchbruchszeiten der Dauerzähne!	**Antwort**	*5. bis 7. Lebensjahr: erster Molar* *6. bis 8. Lebensjahr: mittlerer Schneidezahn* *7. bis 9. Lebensjahr: seitlicher Schneidezahn* *9. bis 12. Lebensjahr: erster Prämolar* *9. bis 13. Lebensjahr: Eckzahn* *10. bis 13. Lebensjahr: zweiter Prämolar* *11. bis 14. Lebensjahr: zweiter Molar* *18. bis 40. Lebensjahr: dritter Molar*
			Wie bei den Milchzähnen haben in der Regel die Unterkieferzähne einen leichten Vorsprung gegenüber den Oberkieferzähnen; Mädchen erleben den Zahnwechsel etwas früher als Jungen.

Termini

Frage	Wie lautet der Termini für 1. Zahndurchbruch, 2. Milchzahndurchbruch, 3. Dauerzahndurchbruch?	Antwort	1. Dentition, 2. Erste Dentition, 3. Zweite Dentition.
Frage	Wie lauten die Termini für 1. Milchzahngebiss, 2. Dauergebiss?	Antwort	1. Temporäres Gebiss, 2. Permanentes Gebiss.
Frage	Wie lautet der Terminus für den Abbau der Milchzahnwurzeln?	Antwort	Resorption

Der Zahnhalteapparat

Abbildungen beschriften

Frage	Bestandteile des Zahnhalteapparats:	Antwort	A = Zahnfleisch B = Knöchernes Zahnfach C = Wurzelzement D = Wurzelhaut
Frage	Längsschnitt durch das knöcherne Zahnfach und den umgebenden Knochen:	Antwort	A = Knöchernes Zahnfach B = Äußere kompakte Knochenplatte des Kieferknochens. C = Kompakte Knochenauskleidung des Zahnfachs. D = Schwammartiges Knochengewebe des Kieferknochens.

Der Zahnhalteapparat

Frage	Längsschnitt durch den Zahnhalteapparat rund um den Zahnhals:	Antwort	A = Zahnschmelz B = Schleimhautepithel des Zahnfleisches C = Schmelz-Epithel-Verwachsung (Saumepithel) D = Wurzelzement E = Zahnfleischfasern F = Blutgefäße G = Wurzelhaut mit Sharpey Fasern H = Kieferknochen
Frage	Unterteilung des Zahnfleischs:	Antwort	A = Am Kieferknochen fest angewachsener Zahnfleischteil. B = Freier, verschiebbarer Zahnfleischteil.
Frage	Befestigung des Zahns im Zahnfach (schematisch):	Antwort	A = Zahnbein B = Wurzelzement C = Sharpey Fasern der Wurzelhaut. D = Kompakte Knochenauskleidung des Zahnfachs. E = Schwammartiges Knochengewebe des Kieferknochens.

Theoretische Kenntnisse

Frage	Der Zahnhalteapparat verankert die Zähne im Kieferknochen. Was versteht man unter dem Zahnhalteapparat?	Antwort	Der Zahnhalteapparat ist eine funktionelle Einheit („Arbeitsgemeinschaft") von Geweben, die gemeinsam für eine Verankerung der Zähne im Kieferknochen sorgen. Zum Zahnhalteapparat zählen: • Wurzelzement, • Wurzelhaut, • knöchernes Zahnfach und • Zahnfleisch.
Frage	Die Wurzelhaut füllt den Spaltraum zwischen Wurzeloberfläche und Kieferknochen. Wie ist die Wurzelhaut aufgebaut?	Antwort	Die Wurzelhaut ist keine eigentliche „Haut", sondern ein Befestigungsapparat. Sie besteht aus Bindegewebe, in dem Blut- und Lymphgefäße sowie Nervenfasern verlaufen, welche für die Ernährung der Wurzelhaut, die Abwehr von Krankheitserregern und das Tastgefühl des Zahns sorgen. Der wichtigste Bestandteil der Wurzelhaut sind die Bindegewebsfasern, genannt Sharpey Fasern.
Frage	Die Befestigung des Zahns im knöchernen Zahnfach gewährleisten die Sharpey Fasern. Wie funktioniert diese Befestigung?	Antwort	Die Sharpey Fasern sind einerseits im Wurzelzement verwachsen, andererseits mit der kompakten Knochenauskleidung des Zahnfachs. Mit Hilfe dieser Fasern „hängt" der Zahn im Zahnfach: er kann federn und sogar leichte Drehbewegungen ausführen.

Frage	Welche Funktion erfüllt das Tastempfinden des Zahns?	**Antwort**	*Beim Beißen und Kauen können sehr starke Druck- und Zugkräfte auftreten, welche möglicherweise Schädigungen des Knochens verursachen. Die Nervenfasern übermitteln die Information über auftretende Kräfte ans Gehirn, von wo reflexartig eine Regulation des Kaudrucks vorgenommen wird. Die Nervenfasern dienen also dem Schutz des Zahnhalteapparats. (Zusätzlich schützt die Flüssigkeit in Blut- und Lymphgefäßen wie ein Kissen vor zu starkem Druck.)*
Frage	Die knöchernen Zahnfächer liegen nebeneinander in den Kieferknochen. Diesen Teil der Kieferknochen nennt man Alveolarfortsatz. Wie ist der knöcherne Alveolarfortsatz aufgebaut?	**Antwort**	*Der Alveolarfortsatz besteht – wie der gesamte Kieferknochen – hauptsächlich aus schwammartigem Knochengewebe.* *Außen ist dieses schwammartige Knochengewebe von einer kompakten, festen Knochenschicht überzogen. Auch die einzelnen Zahnfächer sind von einer – etwas dünneren – kompakten Knochenschicht ausgekleidet.*
Frage	Das Zahnfleisch ist ein Teil der Mundschleimhaut. Wie ist das Zahnfleisch aufgebaut?	**Antwort**	*Das Zahnfleisch ist hellrosa, glänzend und fühlt sich ziemlich derb an. Es besteht aus einer dünnen Epithelschicht und der darunter liegenden Bindegewebsschicht. Die Bindegewebsschicht des Zahnfleischs ist reich an Fasern.*

Frage	Man kann das Zahnfleisch unterteilen in verschiedene Zahnfleischabschnitte. Welche?	**Antwort**	Man unterscheidet • das mit dem Kieferknochen fest verwachsene und deshalb nicht verschiebbare Zahnfleisch und • das sog. freie Zahnfleisch rund um den Zahnhals: ein etwa 2 mm breiter, wellenförmiger Saum, der zwischen den Zähnen leichte, warzenförmige Erhöhungen, die sog. Zahnfleischpapillen, ausbildet. Das freie Zahnfleisch unterteilt sich weiter in • die „wirklich" freien, ca. 1 mm tiefen Zahnfleischfurchen und • den ebenfalls ca. 1 mm tiefen Bereich, in dem das Zahnfleischepithel am Zahnschmelz befestigt ist: sog. Attachment des Saumepithels.
Frage	Auf welche Weise wird ein Eindringen von Speiseresten in den Parodontalspalt verhindert?	**Antwort**	Im freien Zahnfleisch verlaufen zahlreiche bindegewebige Zahnfleischfasern, die um den Zahnhals wie ein „Gummiband" eine feste Manschette bilden. Zusätzlich sorgt die Anheftung des Saumepithels an den Zahnschmelz (s.o. Attachment) für einen dichten Abschluss.

Termini

Frage	Wie lauten die Termini für 1. Zahnhalteapparat, 2. Zahnfleisch, 3. knöchernes Zahnfach, 4. Wurzelzement, 5. Wurzelhaut, 6. Spaltraum zwischen Wurzeloberfläche und knöchernem Zahnfach?	Antwort	1. Parodontium, 2. Gingiva, 3. Alveole, 4. Cementum, 5. Desmodont oder Periodontium, 6. Parodontalspalt oder Desmodontalspalt.
Frage	Wie lauten die Termini für 1. schwammartiges Knochengewebe, 2. äußere kompakte Knochenplatte des Kieferknochens, 3. kompakte Knochenauskleidung des Zahnfachs?	Antwort	1. Substantia spongiosa, 2. Substantia compacta corticalis, 3. Lamina dura.
Frage	Wie lauten die Termini für 1. Zahnhalteapparat rund um den Zahnhals, 2. am Kieferknochen fest angewachsenes Zahnfleisch, 3. verschiebbares Zahnfleisch, 4. Zahnfleischfurche?	Antwort	1. marginales Parodontium, 2. Gingiva propria, 3. marginale Gingiva, 4. Sulcus.

Die Mundhöhle

Abbildungen beschriften

Frage	Blick in die geöffnete Mundhöhle:	Antwort	A = oberes Lippenbändchen B = Gaumenfalten C = harter Gaumen D = weicher Gaumen oder Gaumensegel E = Zäpfchen F = Gaumenmandel, zwischen vorderem und hinterem Gaumenbogen liegend G = Ah-Linie H = vorderer Gaumenbogen I = Rachen J = Zunge K = unteres Lippenbändchen
Frage	Längsschnitt durch den Gesichts- und Halsbereich:	Antwort	A = Nasenhöhle B = Mundhöhle C = Zunge D = Mundboden E = Speiseröhre F = weicher Gaumen oder Gaumensegel G = Rachen H = Luftröhre

Die Mundhöhle 105

Frage	Muskeln des Lippen-Wangen-Bereichs:	Antwort	A = Wangenmuskel B = Lippenringmuskel
Frage	Blick auf den Zungenrücken:	Antwort	A = Zungenwurzel mit Zungenmandeln, B = Wallpapillen im hinteren Bereich des Zungenkörpers, C = Blattpapillen, D = Pilzpapillen und E = Fadenpapillen.
Frage	Zungenpapillen:	Antwort	A = Wallpapillen B = Blattpapillen C = Fadenpapillen D = Pilzpapillen

Theoretische Kenntnisse

Frage	Die Mundhöhle ist die erste Station des Verdauungskanals und Teil des mastikatorischen Systems. Was versteht man unter dem mastikatorischen System?	Antwort	Zum mastikatorischen System, auch Kauapparat (lat. masticare = kauen) genannt, zählt man alle Organe und Gewebe, die am Kauakt beteiligt sind: Zähne, Zahnfleisch, Kieferknochen, Kiefergelenk, Kaumuskeln, Wangen, Lippen und Zunge.
Frage	Außer der Verdauungsfunktion erfüllt der Mund (bzw. die Mundhöhle) noch weitere Aufgaben. Welche?	Antwort	• Der Mund bzw. die Mundhöhle ist durch Formung der Laute, vor allem mit Hilfe von Lippen und Zunge, an der Sprachbildung beteiligt. • Die Mundhöhle ist dank der zahlreichen Sinneszellen und Nervenenden in der Mundschleimhaut ein sehr feines Sinnesorgan, mit dem der Mensch Umweltreize aufnimmt.
Frage	Was versteht man unter dem Mundvorhof?	Antwort	Der Mundvorhof ist der Spaltraum zwischen den geschlossenen Zahnreihen und den Lippen und Wangen. Der muskulöse Aufbau sowie der dehnbare Schleimhautüberzug der Wangen und Lippen gestatten eine relativ starke Vergrößerung des normalerweise schmalen Mundvorhofs (sog. Backentasche).

Die Mundhöhle

Frage	Welche Gewebe sind am Aufbau der Wangen beteiligt?	Antwort	Die Wangen bestehen aus den Wangenmuskeln, die außen von der Gesichtshaut und innen von der Mundschleimhaut bedeckt werden. Auf den Wangenmuskeln liegen nach außen Fettpolster, die sog. Wangenfettpfröpfe, die insbesondere bei kleinen Kindern stark ausgeprägt sind.
Frage	Was versteht man unter der Umschlagfalte?	Antwort	Die Umschlagfalte ist die Grenze zwischen der nicht verschiebbaren Schleimhaut, welche die Alveolarfortsätze bedeckt, und der verschiebbaren Schleimhaut, welche die Wangen und Lippen auskleidet. Im mittleren Bereich der unteren und vor allem der oberen Lippe sowie vereinzelt im Wangenbereich ziehen Schleimhautbänder von der Schleimhaut zum Alveolarfortsatz.
Frage	Welche Gewebe sind am Aufbau der Lippen beteiligt?	Antwort	Die Lippen bestehen aus dem Lippenringmuskel, der außen von der Gesichtshaut und innen von der Mundschleimhaut bedeckt ist. Im Bereich des Lippenrots ist der Lippenringmuskel nach außen gewölbt. Hier ist die Haut sehr dünn und unverhornt, so dass die Blutgefäße durchschimmern. Durch zahlreiche Nervenenden und Sinneszellen sind die Lippen sehr feine Sinnesorgane.

Frage	Bei geöffneten Zahnreihen blickt man in die eigentliche Mundhöhle. Wie ist sie aufgebaut?	**Antwort**	*Die Mundhöhle wird vorn und an den Seiten durch die Alveolarfortsätze mit den Zahnreihen, oben durch den Gaumen und unten durch den Mundboden begrenzt. Nach hinten geht die Mundhöhle in den Rachen über. Die gesamte Mundhöhle ist von der Mundschleimhaut ausgekleidet.*
Frage	Die Zunge ist beweglich mit dem Mundboden verwachsen. Welche Gewebe sind am Aufbau der Zunge beteiligt?	**Antwort**	*Die Zunge besteht hauptsächlich aus Muskeln, die miteinander verflochten sind und die außerordentlich vielfältigen Bewegungen der Zunge gewährleisten.* *Die Zungenmuskeln sind überzogen von Schleimhaut, die auf dem Zungenrücken zahlreiche warzenförmige Erhebungen ausbildet, die sog. Zungenpapillen. Diese Zungenpapillen (außer den Fadenpapillen) enthalten geschmacksempfindliche Sinneszellen.* *Im hinteren Bereich der Zunge liegen die beiden Zungenmandeln.* *Die Zunge ist breitbasig mit dem Mundboden verwachsen. Zusätzlich ist sie mit dem muskulösen Zungenbändchen am Mundboden befestigt.*
Frage	Welche Funktionen erfüllt die Zunge?	**Antwort**	*• Die Zunge schiebt beim Kauakt die Speisen immer wieder zwischen die Zahnreihen und drückt die Nahrung gegen den Gaumen.*

Die Mundhöhle

			• Beim Schlucken schiebt die Zunge die Speisebrocken nach hinten in den Rachen. • Gemeinsam mit den Lippen ist die Zunge an der Sprachbildung beteiligt. • Die Zunge ist ein außerordentlich empfindsames Sinnesorgan.
Frage	Die untere Begrenzung der Mundhöhle ist der Mundboden. Welche Gewebe sind am Aufbau des Mundbodens beteiligt?	**Antwort**	*Der Mundboden wird durch Muskeln gebildet, die dem Öffnen des Mundes dienen. Diese Muskeln sind mit dem Zungenbein und dem Unterkiefer verwachsen und werden von Schleimhaut überzogen.* *Vom Mundboden zieht im vorderen Bereich ein muskulöser Stiel, das Zungenbändchen, zur Zunge. Rechts und links davon münden die Ausführungsgänge der Unterkiefer- und Unterzungenspeicheldrüsen.* *Mit dem Mundboden ist die Zunge breitbasig verwachsen.*
Frage	Der Gaumen ist das „Dach" der Mundhöhle. Man unterteilt in harten und weichen Gaumen. Was versteht man darunter?	**Antwort**	• *Der harte Gaumen macht etwa zwei Drittel des Gaumens aus und besitzt eine knöcherne Unterlage, auf der die Schleimhaut fest aufliegt. Die Schleimhaut bildet eine Längsfalte und zahlreiche Querfalten.* • *Das hintere Drittel des Gaumens hat keine knöcherne Unterlage und ist deshalb weich und beweglich. Der weiche Gaumen besteht aus Muskulatur, die mit Schleimhaut überzogen ist.*

Vom hinteren Rand verlaufen rechts und links jeweils zwei muskulöse Bögen, die Gaumenbögen. Zwischen vorderem und hinterem Gaumenbogen liegen beiderseits die Gaumenmandeln. In der Mitte läuft der weiche Gaumen zum Zäpfchen aus.

Zwischen hartem und weichem Gaumen ist eine Trennlinie sichtbar, die Ah-Linie genannt wird.

Frage	Welche Funktionen erfüllen harter und weicher Gaumen?	Antwort	• Der harte Gaumen dient als Gegenlager bei der Zerkleinerung der Nahrung (Zunge quetscht Speisebrocken dagegen) und beim Saugen und Schlucken. • Der weiche Gaumen hebt sich beim Schluckakt und dichtet die Mundhöhle zur Nasenhöhle ab. Die Berührung des weichen Gaumens (insbesondere des hinteren Teils) löst den Schluckreflex aus.
Frage	Welche Aufgabe haben die Gaumen- und Zungenmandeln?	Antwort	Die Gaumen- und Zungenmandeln gehören zu den lymphatischen Organen und dienen der Abwehr von Krankheitserregern. Zusammen mit der im Dach des Rachens liegenden Rachenmandel bilden sie den lymphatischen Rachenring, der wie ein „Wächter" den Eingang zu den Atem- und Speisewegen schützt.

Die Mundhöhle

Termini

Frage	Wie lauten die Termini für 1. Mund, des Mundes, 2. Mundhöhle, 3. den Mund bzw. die Mundhöhle betreffend, 4. Mundvorhof, 5. den Mundvorhof betreffend, 6. Lippe, Lippen, 7. Wange, Wangen, 8. Gaumen, 9. Zunge, 10. Rachen?	Antwort	1. Os, oris, 2. Cavum oris, 3. oral, 4. Vestibulum oris, 5. vestibulär, 6. Labium, Labia, 7. Bucca, Buccae, 8. Palatum, 9. Lingua oder Glossa, 10. Pharynx.
Frage	Wie lauten die Termini für 1. Lippenbändchen, 2. Wangenbändchen, 3. weicher Gaumen oder Gaumensegel, 4. harter Gaumen, 5. Gaumenfalte, 6. Zäpfchen, 7. Gaumenmandel, 8. Zungenmandel, 9. Zungenbändchen?	Antwort	1. Frenulum labii, 2. Frenulum buccale, 3. Palatum molle oder Velum palatinum, 4. Palatum durum, 5. Plica palatina, 6. Uvula, 7. Tonsilla palatina, 8. Tonsilla lingualis, 9. Frenulum linguae.

Speichel und Speicheldrüsen

Abbildungen beschriften

Frage		Antwort	
	Die großen Speicheldrüsen des Menschen:		A = Ohrspeicheldrüse B = Unterkieferspeicheldrüse C = Unterzungenspeicheldrüse
	Die Ausführgänge der großen Speicheldrüsen:		A = Der Ausführgänge der Ohrspeicheldrüsen münden in der Wangenschleimhaut gegenüber den zweiten oberen Molaren. B = Der Ausführgänge der Unterkieferspeicheldrüsen sind sehr lang und münden jeweils rechts und links vom Zungenbändchen. C = Die Unterzungenspeicheldrüsen besitzen zahlreiche kleine Ausführgänge, die im Mundboden münden, sowie jeweils einen größeren Ausführgang, die gemeinsam mit den Ausführgängen der Unterkieferspeicheldrüsen rechts und links vom Zungenbändchen münden.

Speichel und Speicheldrüsen 113

Theoretische Kenntnisse

Frage	Die Schleimhaut der Mundhöhle wird durch das Sekret zahlreicher kleiner Speicheldrüsen feucht gehalten. Die Hauptmasse des Speichels wird aber von den drei großen paarigen Speicheldrüsen gebildet. Wo liegen diese großen Speicheldrüsen?	Antwort	*Die Ohrspeicheldrüse ist die größte Speicheldrüse. Sie liegt vor und unter dem Ohr.* *Die Unterkieferspeicheldrüse liegt am Unterkieferwinkel unterhalb der Mundbodenmuskulatur.* *Die Unterzungenspeicheldrüse ist die kleinste der drei paarigen Speicheldrüsen und liegt unter der Zunge auf der Mundbodenmuskulatur.*
Frage	Wie viel Speichel wird pro Tag etwa gebildet und welche Speichelarten unterscheidet man?	Antwort	*Pro Tag werden von den kleinen und großen Speicheldrüsen etwa 1,5 Liter gebildet.* • *Man unterscheidet den dünnflüssigen Spülspeichel, der vor allem von der Ohrspeicheldrüse und der Unterkieferspeicheldrüse gebildet wird, und* • *den zähflüssigeren, schleimhaltigen Gleitspeichel, der vor allem von der Unterzungenspeicheldrüse und der Unterkieferspeicheldrüse gebildet wird.*
Frage	Wie ist der Speichel zusammengesetzt?	Antwort	*Der Speichel besteht zu 99% aus Wasser, in dem Salze, Eiweiße, Eiweiß-Zucker-Verbindungen und Schleim gelöst sind.*

Frage	Die Hauptaufgabe des Speichels ist die Vermischung mit den Speisebrocken zu einem Brei, der gleitfähig und damit zu schlucken ist. Welche weiteren Aufgaben erfüllt der Speichel?	Antwort	• Der Speichel löst die Geschmacksstoffe. • Nach Beendigung der Nahrungsaufnahme reinigt der Spülspeichel die Mundhöhle. • Die im Speichel gelösten Mineralsalze und Eiweiße können in gewissem Ausmaß vom Zahnschmelz aufgenommen werden, so dass kleine Schäden repariert werden. • Im Speichel ist ein Enzym (Alpha-Amylase) enthalten, das mit dem chemischen Abbau der pflanzlichen Stärke zu Doppelzucker beginnt. • Im Speichel sind Substanzen enthalten, die eine leichte antibakterielle Wirkung haben.

Termini

Frage	Wie lauten die Termini für 1. Ohrspeicheldrüse, 2. Unterkieferspeicheldrüse, 3. Unterzungenspeicheldrüse?	Antwort	1. Glandula parotis, 2. Glandula submandibularis, 3. Glandula sublingualis.
Frage	Wie lauten die Termini für 1. Speichel, 2. Speicheldrüse (allgemein), 3. dünnflüssigen Speichel, 4. schleimhaltigen Speichel?	Antwort	1. Saliva, 2. Glandula salivalis, 3. seröser Speichel, 4. muköser Speichel.

Der Kieferknochen

Der Kieferknochen

Abbildungen beschriften

Frage	Die Kieferknochen als Teil des Schädels:	Antwort	A = *Unterkiefer* B = *Oberkiefer*

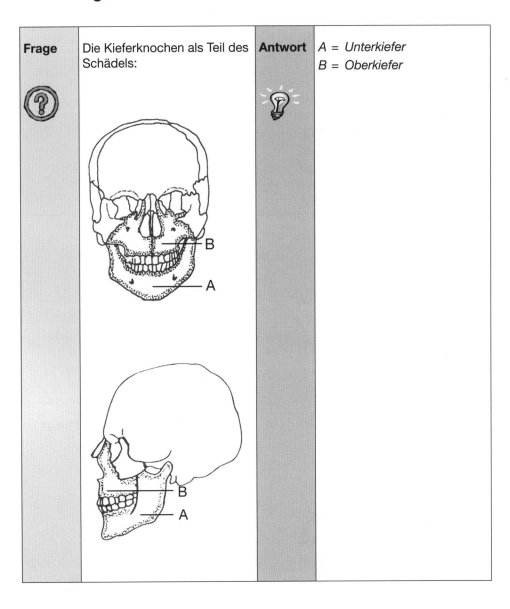

Frage	Abschnitte und Fortsätze des Unterkiefers:	**Antwort**	A = Unterkieferkörper B = Unterkieferast C = Gelenkköpfchen D = Gelenkfortsatz E = Muskelfortsatz F = Alveolarfortsatz
Frage	Löcher des Unterkiefers:	**Antwort**	A = Unterkieferloch B = Kinnloch
Frage	Zusammensetzung des Oberkiefers:	**Antwort**	A = Oberkieferbein (paarig)

Der Kieferknochen

Frage		Antwort	
❓	Abschnitte und Fortsätze des Oberkiefers:	💡	A = *Oberkieferkörper* B = *Stirnfortsatz* C = *Jochbeinfortsatz* D = *Alveolarfortsatz*
❓	Löcher im Oberkiefer:	💡	A = *Unteraugenloch*
❓	Aufbau des knöchernen Gaumens:	💡	A = *Zwischenkieferknochen (unpaar)* B = *Gaumenfortsatz des Oberkieferbeins (paarig)* C = *Gaumenbein (paarig)*
❓	Löcher im Gaumen:	💡	A = *Zwischenkieferloch* B = *Großes Gaumenloch* C = *Kleine Gaumenlöcher*

Theoretische Kenntnisse

Frage	Die Kieferknochen sind Teil des menschlichen Schädels, und zwar des Gesichtsschädels. Wie sind die Kieferknochen mit dem Schädel verbunden?	**Antwort**	• Der Oberkiefer ist fest mit dem Schädel verwachsen. • Der Unterkiefer ist mit dem Schädel durch die Kiefergelenke verbunden.
Frage	Wie ist der Unterkiefer anatomisch aufgebaut?	**Antwort**	Der Unterkiefer besteht aus einem Knochen, an dem man den • Unterkieferkörper und • die beiden Unterkieferäste unterscheiden kann. Den Teil des Unterkieferkörpers, in dem die Zahnfächer liegen, bezeichnet man als Alveolarfortsatz. Die Unterkieferäste tragen jeweils zwei Fortsätze: • die Muskelfortsätze und • die Gelenkfortsätze. An den Muskelfortsätzen setzen die Schläfenmuskeln an. Die Gelenkfortsätze besitzen rundliche Gelenkköpfe und sind Teile der Kiefergelenke.
Frage	Welche Löcher kann man am Unterkiefer unterscheiden?	**Antwort**	Der Unterkiefer besitzt insgesamt vier Löcher: • die beiden Unterkieferlöcher auf den Innenseiten der Unterkieferäste und

- die beiden Kinnlöcher an der Außenseite des Unterkieferkörpers etwa unterhalb des ersten Vormahlzahns.

Frage: Welche Funktion haben die Unterkieferlöcher?

Antwort: In die Unterkieferlöcher treten Nerven und Blutgefäße, welche vor allem die Unterkieferzähne versorgen, in den Unterkieferknochen ein. An den Kinnlöchern treten diese Nerven und Blutgefäße wieder aus.

Zwischen den Unterkiefer- und Kinnlöchern verläuft ein Knochenkanal, der Mandibularkanal.

Frage: Wie ist der Oberkiefer anatomisch aufgebaut?

Antwort: Der Oberkiefer besteht aus zwei Knochen, den Oberkieferbeinen, die normalerweise in der 6. vorgeburtlichen Lebenswoche in der Mitte miteinander verwachsen.

Jedes Oberkieferbein besteht aus dem Oberkieferkörper, der innen einen großen Hohlraum – die Kieferhöhle – besitzt, sowie den Oberkieferfortsätzen:

- *Alveolarfortsatz,*
- *Stirnfortsatz,* der die Verbindung zum Stirnbein und zum Nasenbein bildet,
- *Jochbeinfortsatz,* der die Verbindung zum Jochbein bildet,
- *Gaumenfortsatz.* Die Gaumenfortsätze bilden den größten Teil des knöchernen Gaumens.

Frage	Unterhalb der Augenhöhlen befinden sich rechts und links die zwei Unteraugenlöcher im Oberkieferknochen. Welche Funktion haben sie?	**Antwort**	*Aus den Unteraugenlöchern tritt jeweils ein Ast des Oberkiefernerven aus, der die Gesichtshaut und einen Teil der Augenhöhle versorgt.*
Frage	Wie ist der knöcherne Gaumen aufgebaut?	**Antwort**	*Am Aufbau des knöchernen Gaumens sind verschiedene Knochen beteiligt, die normalerweise um die 6. vorgeburtliche Lebenswoche miteinander verwachsen:* • *Den größten mittleren Teil des Gaumens bilden die beiden Gaumenfortsätze der Oberkieferbeine.* • *Im vorderen Bereich liegt der Zwischenkieferknochen.* • *Den hinteren Bereich des Gaumens bilden die beiden Gaumenbeine.*
Frage	Auch im Gaumen liegen verschiedene Knochenlöcher, durch die Nerven und Blutgefäße austreten. Welche Gaumenlöcher gibt es?	**Antwort**	• *Im Zwischenkieferknochen liegt das Zwischenkieferloch.* • *In den Gaumenbeinen liegen in der Höhe des Zahnbogenendes die zwei großen Gaumenlöcher und mehrere kleine Gaumenlöcher.*

Der Kieferknochen

Termini

Frage	Wie lauten die Termini für 1. Unterkiefer, 2. Oberkiefer?	Antwort	1. Mandibulae, 2. Maxilla.
Frage	Wie lauten die Termini für 1. Unterkieferkörper, 2. Unterkieferast, 3. Muskelfortsatz, 4. Gelenkfortsatz, 5. Gelenkköpfchen, 6. Kinnloch, 7. Unterkieferloch, 8. Unterkieferkanal?	Antwort	1. Corpus mandibulae, 2. Ramus mandibulae, 3. Processus muscularis, 4. Processus articularis, 5. Condylus, 6. Foramen mentale, 7. Foramen mandibulae, 8. Canalis mandibulae.
Frage	Wie lauten die Termini für 1. Oberkieferbein, 2. Oberkieferkörper, 3. Stirnfortsatz, 4. Jochbeinfortsatz, 5. Unteraugenloch?	Antwort	1. Os maxillare, 2. Corpus maxillae, 3. Processus frontalis, 4. Processus zygomaticus, 5. Foramen infraorbitale.
Frage	Wie lauten die Termini für 1. Gaumen, 2. Gaumenfortsatz des Oberkieferknochens, 3. Zwischenkieferknochen, 4. Gaumenbein?	Antwort	1. Palatum, 2. Processus palatinus, 3. Os incisivum oder Os intermaxillare, 4. Os palatinum.
Frage	Wie lauten die Termini für 1. Zwischenkieferloch, 2. großes Gaumenloch, 3. kleine Gaumenlöcher?	Antwort	1. Foramen incisivum, 2. Foramen palatinum majus, 3. Foramina palatina minora.

Das Kiefergelenk

Abbildungen beschriften

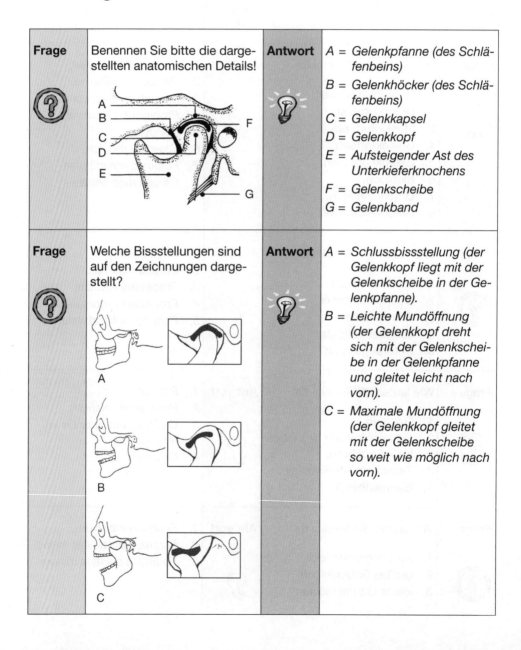

Frage	Benennen Sie bitte die dargestellten anatomischen Details!	Antwort	A = Gelenkpfanne (des Schläfenbeins) B = Gelenkhöcker (des Schläfenbeins) C = Gelenkkapsel D = Gelenkkopf E = Aufsteigender Ast des Unterkieferknochens F = Gelenkscheibe G = Gelenkband
Frage	Welche Bissstellungen sind auf den Zeichnungen dargestellt?	Antwort	A = Schlussbissstellung (der Gelenkkopf liegt mit der Gelenkscheibe in der Gelenkpfanne). B = Leichte Mundöffnung (der Gelenkkopf dreht sich mit der Gelenkscheibe in der Gelenkpfanne und gleitet leicht nach vorn). C = Maximale Mundöffnung (der Gelenkkopf gleitet mit der Gelenkscheibe so weit wie möglich nach vorn).

Das Kiefergelenk

Theoretische Kenntnisse

Frage		Antwort	
	Die Kiefergelenke stellen die beweglichen Verbindungen zwischen dem Hirnschädel und dem Unterkiefer dar. Wie sind die Kiefergelenke aufgebaut?		*Wie bei allen Gelenken bilden die gegeneinander zu bewegenden Knochen eine Gelenkpfanne und einen Gelenkkopf:* • *Die Gelenkpfanne wird vom Schläfenbein, der Gelenkkopf vom Gelenkfortsatz des aufsteigenden Asts des Unterkieferknochens gebildet.* • *Die Gelenkpfanne liegt vor der Öffnung des Gehörgangs und wird nach vorn durch einen Knochenvorsprung des Schläfenbeins, den Gelenkhöcker begrenzt, welcher verhindert, dass der Gelenkkopf bei weiter Mundöffnung aus der Gelenkpfanne rutscht.* • *Eine Gelenkkapsel umschließt das ganze Kiefergelenk und produziert die Gelenkschmiere.* • *Gelenkbänder verbinden den Unterkiefer mit dem Hirnschädel.* • *Eine Besonderheit des Kiefergelenks ist die Gelenkscheibe, die zwischen Gelenkkopf und Gelenkpfanne liegt und die Druckbelastung des Gelenks bei den Kaubewegungen auffängt.*
	Welche Bewegungen erlauben die Kiefergelenke?		*Die Kiefergelenke sind kombinierte Dreh- und Gleitgelenke. Sie ermöglichen* • *das Herabkippen des Unterkiefers,*

- den Vorschub des Unterkiefers und
- seitliche Bewegungen des Unterkiefers.

Um diese Bewegungen zu ermöglichen, muss sich der Gelenkkopf in der Gelenkpfanne drehen, nach vorn und zurück gleiten und – geringfügig – zu den Seiten drehen und gleiten.

Termini

Frage	Wie lauten die Termini für	Antwort	
	1. Gelenk, 2. Kiefergelenk, 3. Schläfenbein, 4. Gelenkfortsatz, 5. Gelenkpfanne, 6. Gelenkkopf, 7. Gelenkhöcker, 8. Gelenkkapsel, 9. Gelenkscheibe?		1. lat. Articulatio, gr. Arthron, 2. Articulatio temporomandibularis, 3. Os temporale, 4. Processus articularis, 5. Fossa articularis, 6. Condylus, 7. Tuberculum articulare, 8. Capsula articularis, 9. Discus articularis.

Kaumuskeln und obere Zungenbeinmuskeln

Abbildungen beschriften

| Frage | Welche Kaumuskeln sind dargestellt? | Antwort | A = Schläfenmuskel
B = Großer Kaumuskel
C = Innerer Flügelmuskel
D = Äußerer Flügelmuskel |

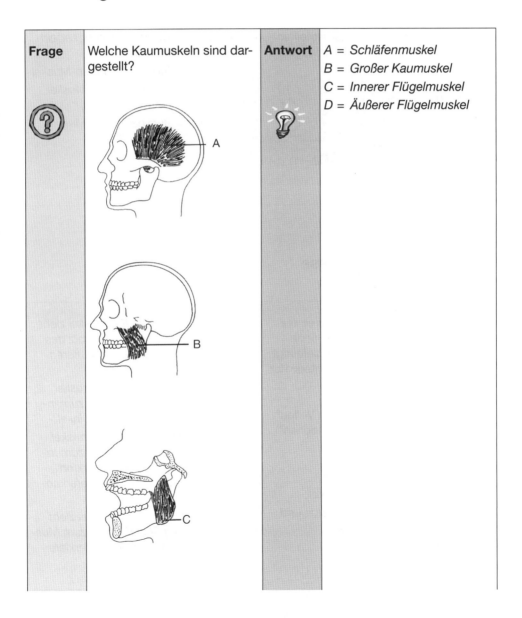

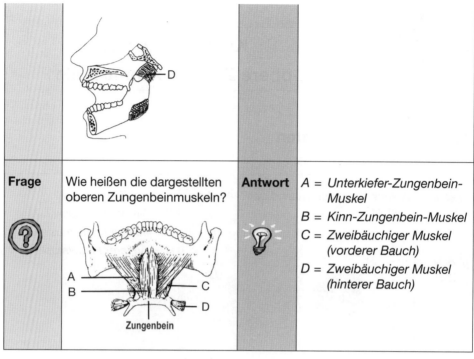

Frage	Wie heißen die dargestellten oberen Zungenbeinmuskeln?	Antwort	A = Unterkiefer-Zungenbein-Muskel B = Kinn-Zungenbein-Muskel C = Zweibäuchiger Muskel (vorderer Bauch) D = Zweibäuchiger Muskel (hinterer Bauch)

Theoretische Kenntnisse

Frage	Die Kaumuskeln sind einerseits am Unterkiefer, andererseits am Schädel befestigt und bewegen den Unterkiefer im Kiefergelenk. Nennen Sie bitte den Verlauf („von Knochen zu Knochen") der Muskeln: • großer Kaumuskel, • innerer Flügelmuskel, • äußerer Flügelmuskel und • Schläfenmuskel!	Antwort	• Der große Kaumuskel zieht vom Jochbeinfortsatz des Oberkiefers zum äußeren Unterkieferwinkel. • Der innere Flügelmuskel zieht vom Keilbein zum inneren Unterkieferwinkel. • Der äußere Flügelmuskel zieht vom Keilbein zum Innenrand des Gelenkfortsatzes des Unterkieferknochens. • Der Schläfenmuskel zieht vom Schläfenbein zum Muskelfortsatz des Unterkieferknochens.

Frage	Welche Bewegungen bewerkstelligen • großer Kaumuskel, • innerer Flügelmuskel, • äußerer Flügelmuskel und • Schläfenmuskel?	**Antwort**	• *Der große Kaumuskel hebt den Unterkiefer und schließt so den Mund.* • *Der innere Flügelmuskel schließt den Mund. Kontrahieren sich die inneren Flügelmuskeln gemeinsam mit den äußeren Flügelmuskeln, wird der Unterkiefer nach vorn gezogen.* • *Der äußere Flügelmuskel hilft bei der Öffnung des Mundes, d. h. er senkt den Unterkiefer. Bei gemeinsamer Kontraktion mit den inneren Flügelmuskeln wird der Unterkiefer nach vorn gezogen. Kontrahiert sich nur ein äußerer Flügelmuskel, wird der Unterkiefer seitlich verschoben.* • *Der Schläfenmuskel ist der stärkste Mundschließer, er hebt den Unterkiefer.*
Frage	Die oberen Zungenbeinmuskeln bilden den muskulösen Mundboden und öffnen den Mund. Nennen Sie bitte den Verlauf („von Knochen zu Knochen") der Muskeln: • Unterkiefer-Zungenbein-Muskel, • Zweibäuchiger Muskel, • Kinn-Zungenbein-Muskel!	**Antwort**	• *Der Unterkiefer-Zungenbein-Muskel zieht vom inneren Unterkieferrand zur Mitte des Zungenbeins.* • *Der zweibäuchige Muskel wird durch das Zungenbein in zwei Teile getrennt: den vorderen und hinteren Bauch. Der hintere Bauch zieht vom Schläfenbein zum Zungenbein, der vordere Bauch von der Innenseite des knöchernen Kinns zum Zungenbein.* • *Der Kinn-Zungenbein-Muskel zieht vom inneren Kinnrand zur Mitte des Zungenbeins.*

Termini

Frage	Wie lauten die Termini für 1. großer Kaumuskel, 2. innerer Flügelmuskel, 3. äußerer Flügelmuskel und 4. Schläfenmuskel?	Antwort	1. *Musculus masseter,* 2. *Musculus pterygoideus medialis,* 3. *Musculus pterygoideus laterialis,* 4. *Musculus temporalis.*
Frage	Wie lauten die Termini für 1. Unterkiefer-Zungenbein-Muskel, 2. Zweibäuchiger Muskel, 3. Kinn-Zungenbein-Muskel?	Antwort	1. *Musculus mylohyoideus,* 2. *Musculus digastricus,* 3. *Musculus geniohyoideus.*

Okklusion und Artikulation

Abbildungen beschriften

Frage	Die Abbildung zeigt Antagonisten im Normalbiss. Welche Zähne bezeichnet man als Hauptantagonisten, welche als Nebenantagonisten?	Antwort	*Die gleichnamigen Zähne sind die Hauptantagonisten; in dem Beispiel also die Eckzähne. Die Nachbarzähne bezeichnet man als Nebenantagonisten; in dem Beispiel also der rechte untere Prämolar.*

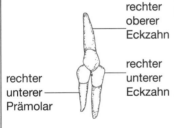

rechter oberer Eckzahn

rechter unterer Eckzahn

rechter unterer Prämolar

Theoretische Kenntnisse

Frage	Welches sind die Kennzeichen des Normalbisses?	Antwort	• *Die oberen Schneidezähne sind insgesamt breiter als die unteren Schneidezähne, so dass in der Schlussbissstellung die obere Zahnreihe gegenüber der unteren um etwa eine halbe Zahnbreite nach distal verschoben ist.* • *Im Frontzahnbereich übergreifen die Schneidekanten der Oberkieferzähne die*

Unterkieferzähne um einige Millimeter, da der obere Zahnbogen etwas länger als der untere ist.

- Im Seitenzahnbereich stehen die Buccalflächen der Oberkieferzähne etwas weiter nach außen (vestibulär) als die Buccalflächen der Unterkieferzähne, da der obere Zahnbogen etwas breiter ist als der untere Zahnbogen.

Frage	Mit welchen Ausdrücken bezeichnet man den Normalbiss auch noch?	Antwort	Neutralbiss, Regelbiss. Den normalen Biss im Frontzahnbereich bezeichnet man als leichten Scherenbiss oder leichten Überbiss.
Frage	Was versteht man unter der Höcker-Fissuren-Verzahnung im Seitenzahnbereich?	Antwort	Die buccalen Höcker der Oberkieferseitenzähne ragen weiter nach außen als die der Unterkieferseitenzähne, so dass die buccalen Höcker der UK-Seitenzähne und die palatinalen Höcker der OK-Seitenzähne jeweils in die Fissuren ihrer Antagonisten beißen.
Frage	Wie viele Antagonisten haben die Zähne im Normalbiss?	Antwort	Die Zähne haben jeweils zwei Antagonisten mit Ausnahme der unteren mittleren Schneidezähne und der letzten oberen Mahlzähne, die nur jeweils auf einen Antagonisten treffen.

Okklusion und Artikulation 131

Termini

| Frage | Wie lauten die Termini für

1. Schlussbissstellung,
2. gleitende Bewegungen der Zahnflächen aufeinander,
3. kleiner Zwischenraum zwischen OK- und UK-Zähnen in Ruhestellung (Entspannungsstellung),
4. Höcker-Fissuren-Verzahnung im Seitenzahnbereich? | Antwort | 1. *Okklusion,*
2. *Artikulation,*
3. *interokklusaler Zwischenraum,*
4. *Interkuspidation.* |

Nasenhöhlen und Nasennebenhöhlen

Abbildungen beschriften

Frage	Die Höhlen des Kopfes:	Antwort	A = Schädelhöhle B = Stirnhöhle C = Augenhöhle D = Siebbeinzellen E = Nasenhöhle F = Kieferhöhle G = Nasenscheidewand
Frage	Die Nasennebenhöhlen:	Antwort	A = Stirnhöhle B = Siebbeinzellen C = Kieferhöhle D = Keilbeinhöhle
Frage	Schnitt durch die Nasenhöhle:	Antwort	A = Riechfeld im Dach der Nasenhöhle B = Nasenmuscheln

Nasenhöhlen und Nasennebenhöhlen

Theoretische Kenntnisse

Frage	Wie ist die Nasenhöhle anatomisch aufgebaut?	Antwort	Der Nasenraum wird von Schleimhaut ausgekleidet und ist durch die Nasenscheidewand in zwei Höhlen unterteilt. Die Nasenscheidewand wird von dem Pflugscharbein und im vorderen Bereich von Knorpelgewebe gebildet. Am Aufbau der knöchernen Wände der Nasenhöhle sind zahlreiche Knochen beteiligt: Unten die Gaumenfortsätze der Oberkieferbeine und die Gaumenbeine, an den Seiten die Oberkieferbeine und oben die Siebbeine, die Tränenbeine, die Nasenbeine und das Keilbein. In den Nasenraum wölben sich beiderseits jeweils drei Nasenmuscheln.
Frage	Wie sind die Nasenmuscheln aufgebaut?	Antwort	Die Nasenmuscheln sind hakenförmige Knochenspangen. Die unteren Nasenmuscheln sind selbständige Knochen, die mittleren und oberen Nasenmuscheln werden von den Siebbeinen gebildet. Wie die gesamte Nasenhöhle sind die Nasenmuscheln von Schleimhaut überzogen.
Frage	Welche Aufgabe haben die Nasenmuscheln?	Antwort	Die Nasenmuscheln gliedern die Nasenhöhle in je drei Nasengänge. Die Atemluft wird gezwungen, durch diese Nasengänge zu strömen und kann so keine Wirbel bilden.

Frage	Was versteht man unter den Nasennebenhöhlen?	**Antwort**	Die Nasennebenhöhlen sind mit Luft gefüllte und mit Schleimhaut ausgekleidete Knochenhöhlen in der Umgebung der Nase. Man unterscheidet • die Stirnhöhlen, • die Siebbeinzellen (auch Siebbeinlabyrinth genannt), • die Kieferhöhlen und • die Keilbeinhöhle.
Frage	Welche Aufgabe haben die Nasennebenhöhlen?	**Antwort**	Die Nasennebenhöhlen dienen der Reduzierung des Schädelgewichts. Außerdem bestimmen sie die Klangfarbe der Stimme mit.
Frage	Wo liegen die Kieferhöhlen?	**Antwort**	Die Kieferhöhlen sind die größten Nasennebenhöhlen. Sie liegen zwischen Augenhöhlen, Siebbeinzellen, Nasenhöhle und Mundhöhle. Von diesen Höhlen sind sie durch Knochenlamellen getrennt. Kieferhöhlen und Nasenhöhle stehen durch einen Gang, der in der Nasenhöhle zwischen unterer und mittlerer Nasenmuschel mündet, in Verbindung.
Frage	Wo liegen die Stirnhöhlen?	**Antwort**	Die Stirnhöhlen liegen im Stirnbein und grenzen an die Augenhöhlen, die Siebbeinzellen, die Nasenhöhle und die Schädelhöhle. Sie sind in Form und Größe sehr variabel. Auch die Stirnhöhlen sind mit der Nasenhöhle durch Gänge verbunden, die unterhalb der mittleren Nasenmuscheln münden.

Nasenhöhlen und Nasennebenhöhlen

Frage	Wo liegen die Siebbeinzellen?	Antwort	*Die Siebbeinzellen bestehen aus etwa zehn kleineren Hohlräumen im Siebbein, liegen zwischen Nasenhöhle und Augenhöhlen und grenzen unten an die Kieferhöhlen und oben an die Stirnhöhlen. Das Siebbeinlabyrinth steht durch Gänge mit dem mittleren und oberen Nasengang in Verbindung.*
Frage	Wo liegt die Keilbeinhöhle?	Antwort	*Die Keilbeinhöhle ist ein Hohlraum im Keilbein und wird durch eine knöcherne Scheidewand in zwei ungleich große Hälften geteilt. Eine dünne Knochenlamelle trennt sie von der Schädelhöhle. Das Dach der Keilbeinhöhle bildet eine Mulde, in der die Hirnanhangdrüse liegt. Mit der Nasenhöhle ist die Keilbeinhöhle durch einen Gang, der im oberen Nasengang mündet, verbunden.*
Frage	Welche Bedeutung für die Zahnmedizin haben die Nasenhöhle und die Nasennebenhöhlen?	Antwort	*Die engen Lagebeziehungen bzw. Gangverbindungen der Nasennebenhöhlen sowohl zueinander als auch zur Nasenhöhle, zur Mundhöhle (Die Knochenlamelle über den Wurzelspitzen der Oberkieferseitenzähne ist oft nur papierdünn!), zu den Augenhöhlen und zur Schädelhöhle stellen eine Gefahr für eine Infektionsausbreitung dar, die im Extremfall bis zum Gehirn fortschreiten kann.*

Termini

Frage	Wie lauten die Termini für 1. Nase, 2. Nasenhöhle, 3. Nasenscheidewand, 4. Nasenmuscheln?	Antwort	1. lat. Nasus, gr. Rhinos, 2. Cavum nasi, 3. Septum nasi, 4. Conchae nasales.
Frage	Wie lauten die Termini für 1. Nasennebenhöhlen, 2. Stirnhöhle, 3. Siebbeinzellen, 4. Kieferhöhle, 5. Keilbeinhöhle?	Antwort	1. Sinus paranasales, 2. Sinus frontalis, 3. Sinus oder Cellulae ethmoidales, 4. Sinus maxillaris, 5. Sinus sphenoidalis.

Nerven des Mund- und Gesichtsbereichs

Abbildungen beschriften

Frage	Die Abbildung zeigt den Drillingsnerv. Wie heißen die drei Äste dieses Nervs? 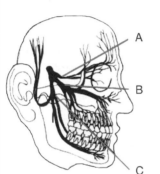	Antwort	A = *Augenast* B = *Oberkieferast* C = *Unterkieferast*

Theoretische Kenntnisse

| Frage | Vom Gehirn gehen 12 paarige Hirnnerven aus, die – außer dem X. Hirnnerven – überwiegend den Kopf-Halsbereich versorgen.

Welche Hirnnerven sind für die Zahnmedizin von besonderer Bedeutung? | Antwort | *Der V. Hirnnerv (= Drillingsnerv) und der VII. Hirnnerv (= Gesichtsnerv).* |

Frage	Nerven können nur sensible (= sensibler Nerv), nur motorische (= motorischer Nerv) oder beide Fasern (= gemischter Nerv) enthalten. Um was für Nerven handelt es sich beim Drillingsnerv und beim Gesichtsnerv?	**Antwort**	*Drillingsnerv und Gesichtsnerv sind beide gemischte Nerven. Der Drillingsnerv enthält aber überwiegend sensible Fasern, der Gesichtsnerv überwiegend motorische Fasern.*
Frage	Welche Aufgaben erfüllt der Gesichtsnerv?	**Antwort**	• *Die Hauptaufgabe des Gesichtsnervs ist die Versorgung der mimischen Gesichtsmuskulatur (motorische Fasern).* • *Außerdem enthält der Gesichtsnerv Fasern des vegetativen Nervensystems, welche Tränen-, Nasen- und Speicheldrüsen (nicht die Ohrspeicheldrüse) versorgen und* • *sensible Fasern, welche Geschmacksorgane in der Zunge und Tastorgane in Ohrmuschel und äußerem Gehörgang versorgen.*
Frage	Der Drillingsnerv teilt sich – noch innerhalb des knöchernen Schädels – in drei Äste. Welche Aufgaben erfüllt der Augenast?	**Antwort**	*Der Augenast des Drillingsnervs enthält nur sensible Fasern und* • *versorgt die Haut des Stirn- und Augenbereichs* • *sowie die Schleimhäute des Auges, der Stirn- und Keilbeinhöhlen, der Siebbeinzellen und der oberen Nasenhöhle.*

Frage	Welche Fasern führt der Oberkieferast und welche Gewebe bzw. Organe versorgt er?	**Antwort**	Der Oberkieferast enthält ebenfalls nur sensible Fasern, welche • in die Haut des unteren Augenlids, der Wange, der Oberlippe und der Nasenflügel ziehen, • die Schleimhaut des mittleren und unteren Teils der Nasenhöhle, die Schleimhaut des Gaumens, der Oberlippen und der Kieferhöhle versorgen und • die nervale Versorgung sämtlicher Oberkieferzähne bilden.
Frage	Der Unterkieferast ist der stärkste der drei Äste des Drillingsnervs. Welche Aufgaben erfüllt er?	**Antwort**	Der Unterkieferast ist ein gemischter Nerv; er enthält sensible und motorische Fasern. • Die sensiblen Fasern versorgen die Haut von Kinn, Unterlippe, unterer Wange und Teilen des Ohrs und der Schläfe, • die Schleimhaut von Wange, Mundhöhlenboden, des vorderen Teils der Zunge • sowie alle Zähne des Unterkiefers und das Kiefergelenk. • Die motorischen Fasern versorgen die Kaumuskulatur.

Termini

Frage	Wie lauten die Termini für 1. Drillingsnerv, 2. Gesichtsnerv?	Antwort	1. Nervus trigeminus, 2. Nervus facialis.
Frage	Wie lauten die Termini für 1. Augenast, 2. Oberkieferast, 3. Unterkieferast?	Antwort	1. Nervus ophthalmicus, 2. Nervus maxillaris, 3. Nervus mandibularis.

Krankheitszeichen – Krankheitsursachen – Krankheitsdispositionen – Krankheitsverläufe

Theoretische Kenntnisse

| Frage | Krankheiten äußern sich durch Krankheitszeichen. Man unterscheidet nach verschiedenen Gesichtspunkten

• subjektive und objektive Krankheitszeichen,
• lokale und allgemeine Krankheitszeichen,
• spezifische und unspezifische Krankheitszeichen.

Was versteht man unter den genannten Begriffen? | Antwort | • *Subjektive Krankheitszeichen spürt nur der Patient selbst (z. B. Schmerzen, Krankheitsgefühl), objektive Krankheitszeichen kann auch ein Außenstehender, z. B. der Arzt feststellen (z. B. Hautausschläge, Fieber).*

• *Lokale Krankheitszeichen betreffen nur eine bestimmte erkrankte Stelle des Körpers (z. B. Eiterbildung in einem Abszess, Schmerz), allgemeine Krankheitszeichen betreffen den Gesamtorganismus (z. B. Krankheitsgefühl, Fieber).*

• *Spezifische Krankheitszeichen sind kennzeichnend für eine ganz bestimmte Krankheit (z. B. der ganz typische Hautausschlag bei bestimmten Infektionskrankheiten), unspezifische Krankheitszeichen treten bei sehr vielen Krankheiten auf und weisen nicht eindeutig auf eine bestimmte Krankheit hin (z. B. Fieber).* |

Frage	Krankheiten haben Ursachen. Man unterscheidet innere und äußere Krankheitsursachen. Erläutern Sie bitte diese beiden Begriffe!	**Antwort**	*Unter inneren Krankheitsursachen versteht man Fehler im Erbgut. Äußere Krankheitsursachen sind alle schädlichen Einwirkungen auf einen Menschen, und zwar sowohl vorgeburtlich wie auch nachgeburtlich.*
Frage	Welche äußeren Krankheitsursachen kann man unterscheiden?	**Antwort**	**Krankheitsursachen** → **Krankheitserreger** (z.B. Bakterien, Viren, Pilze) → **Ernährungsursachen** (z.B. Unter- und Überernährung, Mangel an bestimmten Inhaltsstoffen der Nahrung) → **Chemische Ursachen** (z.B. Säuren, Gase, Gifte) → **Physikalische Ursachen** (z.B. Strahlung, Hitze und Kälte, mechanische Gewalt) → **Psychosoziale Ursachen** (z.B. Mangel an Liebe und Zuwendung, ständige Überforderung, Kummer)
Frage	Was versteht man unter Risikofaktoren?	**Antwort**	*Schädigende Einwirkungen, die für sich allein genommen meist keine Krankheit verursachen, aber die Gefahr erhö-*

Krankheitszeichen, -ursachen, -dispositionen und -verläufe

			hen, eine bestimmte Erkrankung zu bekommen, nennt man Risikofaktoren.
Frage	Menschen reagieren individuell sehr unterschiedlich auf die Einwirkung von Krankheitsursachen. Diese individuell unterschiedliche Reaktionsbereitschaft nennt man Disposition. Welche Dispositionen kann man unterscheiden?	**Antwort**	**Dispositionen** **Vorübergehende Disposition** (z.B. Jahreszeit, augenblicklicher Ernährungszustand) **Natürliche Disposition** (z.B. Lebensalter, Geschlecht) **Pathologische Disposition** (eine bestehende Grundkrankheit bedingt eine höhere Anfälligkeit für eine weitere Erkrankung) **Erbliche Disposition** (im Erbgut ist die Anfälligkeit für bestimmte Erkrankungen verankert)
Frage	Viele Krankheiten zeigen einen phasenartigen Verlauf. Welche Krankheitsphasen kann man oft unterscheiden?	**Antwort**	Viele Krankheiten beginnen mit einem Vorläuferstadium, in der sich die Krankheitszeichen nach und nach entwickeln, gehen dann in eine Hauptkrankheitsphase mit deutlich ausgeprägten Krankheitszeichen und schließlich unter Abklingen der Krankheitszeichen in die Genesungsphase über. In der Genesungsphase kann es zu einem Rückfall in die Hauptkrankheitsphase kommen.

Frage	Eine wichtige Unterscheidung in Bezug auf Krankheitsverläufe ist die Unterscheidung in akut und chronisch. Was versteht man unter diesen beiden Begriffen?	Antwort	*Ein akuter Krankheitsverlauf ist gekennzeichnet durch* • *plötzlichen Beginn,* • *schnellen, heftigen Krankheitsverlauf und* • *meist deutliche Ausprägung der Krankheitszeichen.* *Ein chronischer Krankheitsverlauf ist gekennzeichnet durch* • *schleichenden Beginn,* • *langsamen, milden Krankheitsverlauf und* • *schwächere Ausprägung der Krankheitszeichen.*

Termini

Frage	Wie lauten die Termini für 1. Krankheitslehre, 2. Krankheitszeichen, 3. Krankheitsvorgeschichte, 4. Feststellung und Benennung einer Krankheit, 5. Behandlung, 6. Vorhersage?	Antwort	1. Pathologie, 2. Symptom, 3. Anamnese, 4. Diagnose, 5. Therapie, 6. Prognose.
Frage	Setzen Sie bitte die Termini ein für 1. von außen verursacht, 2. von innen verursacht!	Antwort	1. exogen, 2. endogen.

Frage	Wie lauten die Termini für 1. Vorläuferphase, 2. Genesung, 3. Rückfall?	Antwort	1. Prodromalphase, 2. Rekonvaleszenz, 3. Rezidiv.
Frage	Wie nennt man einen Krankheitsverlauf, der 1. besonders heftig bzw. 2. etwas weniger heftig als akut verläuft?	Antwort	1. perakut, 2. subakut.

Krankheitsformen

Abbildungen beschriften

Frage	Die Abbildungen zeigen schematisch zwei verschiedene Formen der krankhaften Gewebezunahme. Welche?	Antwort	A = Gewebezunahme durch Zellvergrößerung. B = Gewebezunahme durch Zellteilung.
Frage	Die Abbildungen zeigen schematisch zwei verschiedene Tumorarten. Welche?	Antwort	A = Gutartiger Tumor B = Bösartiger Tumor

Krankheitsformen

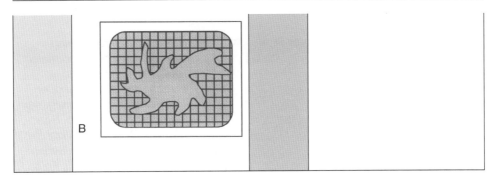

B

Theoretische Kenntnisse

Frage	Was versteht man unter Fehlbildungen?	Antwort	*Fehlbildungen – auch Missbildungen genannt – sind fehlerhafte Ausbildungen von Geweben, Organen oder – seltener – auch des Gesamtorganismus. Fehlbildungen entstehen in der Zeit der Gewebe- und Organentwicklung während der Embryonalphase.*
Frage	Welche Ursachen können Fehlbildungen haben?	Antwort	*Man unterscheidet endogene und exogene Ursachen. Endogene Ursachen sind Fehler im Erbgut. Exogene Ursachen sind schädigende Einwirkungen, die das Kind im Mutterleib treffen, z. B. Viruserkrankungen der Mutter, schädigende Arzneimittel oder Alkohol, Sauerstoffmangel, Unter- bzw. Fehlernährung, Stoffwechselkrankheiten der Mutter. Insgesamt sind exogen verursachte Fehlbildungen viel häufiger als endogen verursachte.*

Frage	Was versteht man unter Stoffwechselkrankheiten?	**Antwort**	Stoffwechselkrankheiten sind Störungen der normalen Stoffwechselvorgänge, verursacht durch Mangel oder Überschuss an körpereigenen Wirkstoffen (Enzymen, Hormonen). Stoffwechselkrankheiten können in den Genen verankert sein oder als Folge des Ausfalls eines Organs, das körpereigene Wirkstoffe produziert, verursacht werden.
Frage	Bilden sich im Verlauf des Krankheitsgeschehens Gewebe zurück, so spricht man von abbauenden oder regressiven Krankheiten. Welche Arten der Geweberückbildung kann man unterscheiden?	**Antwort**	Man unterscheidet • Entartung (Zellen verlieren ihr normales Aussehen und ihre normale Funktionsfähigkeit), • Abbau (Zellen gehen durch Schädigungen verschiedener Art zu Grunde).
Frage	Welche Ursachen können regressive Krankheiten haben?	**Antwort**	Eine Geweberückbildung kann verursacht werden durch: • chemische oder physikalische Zellschädigungen, • Krankheitserreger, • Ernährungs- und Sauerstoffmängel, • Alter, • Nichtgebrauch eines Organs.

Krankheitsformen

Frage	Kommt es im Verlauf des Krankheitsgeschehens zu einer Zunahme von Gewebe, so spricht man von wuchernden oder progressiven Erkrankungen. Welche Arten der Gewebezunahme kann man unterscheiden?	**Antwort**	Man unterscheidet • *Zunahme von Gewebe durch Wachstum der einzelnen Zellen,* • *Zunahme von Gewebe durch Steigerung der Zellteilung,* • *Tumorbildung, d. h. Zunahme der Zahl der Zellen, die mehr oder weniger stark entartet sind.*
Frage	Welche Ursachen können für eine Gewebezunahme verantwortlich sein?	**Antwort**	*Eine Gewebezunahme kann verursacht werden durch:* • *besonders starke Beanspruchung,* • *dauernde Reizung,* • *Veränderung des Erbmaterials der Zellen.*
Frage	Bei den Tumoren unterscheidet man gutartige und bösartige Tumore. Wie unterscheiden sich diese beiden Tumorgruppen?	**Antwort**	*Gutartige Tumore* • *wachsen meist langsam und* • *dringen nicht in das gesunde Gewebe ein; sie bleiben meist deutlich abgegrenzt.* • *Sie bilden nie Tochtergeschwülste in entfernt liegenden Geweben.* • *Ihre Zellen ähneln dem Gewebe, aus dem sie entstanden sind.*

Bösartige Tumore

- wachsen meist schnell und
- dringen in das gesunde Gewebe ein, von dem sie kaum abgegrenzt sind.
- Sie bilden leicht Tochtergeschwülste in entfernt liegenden Geweben.
- Ihre Zellen ähneln kaum dem Gewebe, aus dem sie entstanden sind.

Frage	Nennen Sie bitte mögliche Ursachen für die Auslösung von bösartigen Gewebewucherungen!	Antwort	Man unterteilt in endogene und exogene Ursachen.

- Unter endogenen Ursachen versteht man im Erbgut verankerte Neigungen, bestimmte Krebserkrankungen zu entwickeln bzw. auf bestimmte Umwelteinwirkungen mit Krebswachstum zu reagieren.
- Exogene Faktoren, welche Krebswachstum auslösen können, sind z. B.
  - physikalische Faktoren wie energiereiche Strahlung,
  - chemische Faktoren wie Inhaltsstoffe des Zigarettenrauchs,
  - bestimmte Viren,
  - dauernde Reizung eines Gewebes durch z. B. chronische Entzündungen,
  - falsche Ernährungsgewohnheiten, z. B. Mangel an Ballaststoffen.

Krankheitsformen 151

Frage	Was versteht man unter einer Entzündung?	Antwort	Eine Entzündung ist eine Abwehrreaktion des Organismus auf einen schädigenden Reiz: • physikalische Faktoren (z. B. Hitze, Kälte, Strahlung, mechanische Verletzungen), • chemische Faktoren (z. B. Säuren, Laugen, Gifte), • Krankheitserreger bzw. die von ihnen produzierten Giftstoffe. Die Entzündungsreaktion des Organismus hat zum Ziel, die auslösenden Reize zu beseitigen bzw. in ihrer Wirkung abzuschwächen und den angerichteten Schaden zu reparieren. Dabei reagiert der Körper unabhängig von der Art des schädigenden Reizes, aber abhängig von der Stärke des Reizes gleichförmig mit einer lokalen und/oder allgemeinen Entzündungsreaktion.
Frage	Beschreiben Sie bitte in Stichworten den Ablauf der lokalen Entzündungsreaktion!	Antwort	Am Anfang steht immer die Gewebeschädigung. Das geschädigte Gewebe gibt Entzündungs- und Schmerzstoffe ab. Diese Substanzen bewirken • eine verstärkte Durchblutung des betroffenen Gewebegebiets, • ein Poröswerden der Gefäßwände, so dass Blutflüssigkeit austritt und weiße Blutkörperchen in das geschädigte Gewebe einwandern können, • eine Reizung der Schmerzempfänger.

Allgemeine Pathologie

Frage	Der regelhafte Ablauf der lokalen Entzündungsreaktion hat bestimmte Krankheitszeichen zur Folge, die man die Hauptsymptome einer Entzündung nennt.
	
	Nennen und erläutern Sie bitte in Stichworten diese Hauptsymptome!
		Antwort	• *Infolge der verstärkten Durchblutung des entzündeten Gebiets kommt es zur*
			  - Rötung und
			  - Überwärmung des Gewebes.
			• *Durch den Austritt von Blutflüssigkeit und Blutzellen tritt eine*
			  - Schwellung auf.
			• *Die Reizung der Schmerzempfänger durch die Entzündungs- und Schmerzstoffe führt zu*
			  - Schmerz.
			• *Schmerzendes, geschwollenes Gewebe kann seine normalen Aufgaben nicht mehr erfüllen:*
			  - gestörte Funktion.

Frage 	Eine besonders häufige Form der lokalen Entzündung ist die eitrige Entzündung. Was versteht man darunter?	**Antwort**	*Eine eitrige Entzündung ist dadurch gekennzeichnet, dass besonders viele weiße Blutkörperchen in das Entzündungsgebiet einwandern. Diese weißen Blutkörperchen bilden – zusammen mit abgestorbenen Gewebeteilen – den Eiter.*
Frage	Eitrige Entzündungen werden meistens durch bestimmte Eiter erregende Mikroorganismen verursacht. Je nach Art der verursachenden Mikroorganismen und/oder Abwehrlage des Organismus treten verschiedene Formen der lokalen eitrigen Entzündung auf. Welche?	**Antwort**	*Man unterscheidet bei den lokalen eitrigen Entzündungen:* • *eitrige Entzündung, die vom umliegenden Gewebe abgegrenzt ist,* • *eitrige Entzündung, die sich ungehindert im Gewebe ausbreitet,* • *Eiteransammlung in einer natürlichen Körperhöhle.*

Krankheitsformen

Frage	Größere Entzündungen, besonders der inneren Organe, beeinträchtigen den Gesamtorganismus und rufen eine allgemeine Körperreaktion hervor. Nennen Sie bitte Beispiele für solche allgemeinen Reaktionen auf eine Entzündung!	Antwort	*Allgemeine Körperreaktionen auf eine Entzündung sind z. B.:* • *Zunahme der Anzahl der weißen Blutkörperchen,* • *Fieber,* • *Abgeschlagenheit.*

Termini

Frage	Setzen Sie bitte die Termini ein! 1. Zellentartung, 2. Zellabbau, 3. Zellschädigung und Zellabbau infolge eines Ernährungsmangels, 4. Zelltod, 5. Zelltod infolge einer Durchblutungsstörung, 6. verfaultes totes Gewebe.	Antwort	1. *Degeneration,* 2. *Atrophie,* 3. *Dystrophie,* 4. *Nekrose,* 5. *Infarkt,* 6. *Gangrän.*
Frage	Wie lauten die Termini für: 1. Gewebezunahme durch Zellvergrößerung, 2. Gewebezunahme durch Zellteilung?	Antwort	1. *Hypertrophie,* 2. *Hyperplasie.*
Frage	Setzen Sie bitte die Termini ein! 1. Tochtergeschwulst eines Tumors, 2. gutartig, 3. bösartig, 4. Krebs auslösender Faktor.	Antwort	1. *Metastase,* 2. *benign,* 3. *malign,* 4. *Karzinogen (gr.) oder Cancerogen (lat.).*

Frage	Wie lauten die Termini für: 1. verstärkte Durchblutung eines entzündeten Gewebegebiets, 2. Austritt von Blutflüssigkeit und Blutzellen?	**Antwort**	1. *Hyperämie,* 2. *Exsudation.*
Frage	Setzen Sie bitte die Termini ein für die Hauptsymptome einer lokalen Entzündung! 1. Rötung, 2. Überwärmung, 3. Schwellung, 4. Schmerz, 5. gestörte Funktion.	**Antwort**	1. *Rubor,* 2. *Calor,* 3. *Tumor,* 4. *Dolor,* 5. *Functio laesa.*
Frage	Setzen Sie bitte die Termini ein für: 1. eitrige Entzündung, die vom umliegenden Gewebe abgegrenzt ist, 2. eitrige Entzündung, die sich ungehindert im Gewebe ausbreitet, 3. Eiteransammlung in einer natürlichen Körperhöhle.	**Antwort**	1. *Abszess,* 2. *Phlegmone,* 3. *Empyem.*

Krankheitsvorbeugung

Theoretische Kenntnisse

Frage	Wie lautet sinngemäß die Definition der Weltgesundheitsorganisation WHO für Gesundheit?	Antwort	Unter Gesundheit versteht man den Zustand völligen körperlichen, seelischen und sozialen Wohlbefindens und nicht nur das Freisein von Krankheit und Gebrechen.
Frage	Krankheitsprävention setzt dort ein, wo erwartbaren Gesundheitsstörungen vorgebeugt werden kann. Man unterscheidet: Prävention – Primäre Prävention – Sekundäre Prävention – Tertiäre Prävention Was versteht man unter diesen Begriffen?	Antwort	• Primäre Präventionsmaßnahmen sollen Krankheitsfaktoren ausschalten, bevor diese wirksam werden können. • Sekundäre Präventionsmaßnahmen dienen der Früherkennung von Krankheiten und der Einleitung frühzeitiger Gegenmaßnahmen. • Tertiäre Präventionsmaßnahmen sollen Verschlimmerungen eines Krankheitszustandes sowie Rückfälle bei bestehender Krankheit verhindern.
Frage	Führen Sie bitte Beispiele für die verschiedenen Präventionsmaßnahmen an!	Antwort	Primäre Prävention • z. B. Maßnahmen zur Desinfektion und Sterilisation, • Körperhygiene, • gesunde Ernährung, • aktive Impfungen,

Allgemeine Pathologie

- *Meidung risikoreicher Verhaltensweisen in Bezug auf z. B. Sexualverhalten oder Drogenkonsum.*

Sekundäre Prävention

- *z. B. Kariesfrüherkennung,*
- *Kinderfrüherkennung zur Feststellung von körperlichen und geistigen Entwicklungsstörungen,*
- *Mutterschaftsvorsorge,*
- *Krebsfrüherkennung.*

Tertiäre Prävention

- *z. B. Diabetikerberatung,*
- *Selbsthilfegruppen für chronisch Kranke,*
- *Rehabilitationsprogramme,*
- *Umschulungen.*

Frage	Was versteht man unter Verhaltensprävention und Verhältnisprävention? Erläutern Sie bitte und nennen Sie Beispiele!	Antwort	• *Verhaltensprävention richtet sich an den Einzelnen. Er soll befähigt werden, sein Verhalten so zu ändern, dass das Risiko, eine bestimmte Krankheit zu erleiden, verringert wird. So sind z. B. Beratungen über die richtige Mundhygiene und eine zahngesunde Ernährung typische Beispiele für eine Verhaltensprävention.* • *Unter Verhältnisprävention versteht man gesetzliche oder organisatorische Maßnahmen, die in die Lebensverhältnisse der Menschen so eingreifen, dass das Krankheitsrisiko verringert wird.*

Krankheitsvorbeugung

Die Anreicherung von Trinkwasser mit Fluoriden oder das grundsätzliche Verbot, Süßigkeiten in Schulen zu verkaufen, wären Beispiele für Verhältnisprävention.

Frage

Präventionsmaßnahmen zielen auf die Zurückdrängung konkreter Krankheitsrisiken.

Die Gesundheitsförderung verfolgt einen weiter führenden Ansatz:

Das Gesundheitsverhalten eines Menschen wird beeinflusst von:

- seinem Wissen über Krankheitsentstehung und Gesunderhaltung,
- seinen Lebens- und Arbeitsbedingungen.

Erklären Sie bitte anhand des obigen Schaubilds den Ansatz der Gesundheitsförderung am Beispiel der Kariesprophylaxe!

Antwort

Der Gedanke der Gesundheitsförderung wurde von der WHO mit der in der Stadt Ottawa (sog. Ottawa-Charta) formulierten Leitlinie beschrieben: „Gesundheitsförderung zielt auf einen Prozess, allen Menschen ein höheres Maß an Selbstbestimmung über ihre Gesundheit zu ermöglichen und sie damit zur Stärkung ihrer Gesundheit zu befähigen."

Mit dieser Aussage werden betont:

- *die Stärkung der individuellen Fähigkeiten zur Krankheitsvermeidung und Gesunderhaltung durch Erweiterung des Wissens über Krankheitsrisiken und Gesundheit erhaltendes Verhalten sowie*
- *die Beeinflussung aller sozialen Faktoren, die Einfluss auf die Gesundheit haben können (z. B. Wohn- und Lebensumwelt, Arbeitsbedingungen, medizinische Versorgung).*

In Bezug auf die Kariesprophylaxe bedeutet der Ansatz der Gesundheitsförderung z. B.,

- dass den Menschen Kenntnisse über die Kariesentstehung und die Vermeidung von Kariesrisiken durch entsprechendes Verhalten vermittelt werden müssen und

- dass für die Menschen jederzeit zahngesunde Nahrungsmittel in attraktiver Form zu erschwinglichen Preisen zur Verfügung stehen sowie vom Gesundheitssystem eine für jeden jederzeit verfügbare und erschwingliche zahnmedizinische Versorgung angeboten wird.

Termini

Frage	Wie lauten die beiden Termini mit der Bedeutung „Vorbeugung"?	Antwort	*Prävention oder Prophylaxe*
Frage	Wie heißt die Lehre von der Erhaltung und Förderung der Gesundheit mit dem Terminus?	Antwort	*Hygiene*

Allgemeine Infektionslehre

Theoretische Kenntnisse

Frage		Antwort	
	Eine sehr wichtige Rolle in der Krankheitslehre des Menschen (und der Tiere!) spielen die Parasiten. Was versteht man unter Parasiten?		*Parasiten sind Lebewesen, die immer oder zeitweise in oder auf einem anderen, meist größeren Organismus leben, sich oft dort fortpflanzen und/oder sich auf seine Kosten ernähren.* *Diesen Organismus, der dem Parasiten Wohnraum und Nahrung bietet, nennt man Wirt.*
	Die meisten der Parasiten, die in oder auf dem Wirt Mensch leben, sind sehr klein. Man nennt sie deshalb Mikroorganismen. Aber nicht alle Mikroorganismen sind Krankheitsverursacher: im Gegenteil, die meisten Mikroorganismen leben völlig unabhängig vom Menschen und manche sind sogar nützlich. Nennen Sie bitte Beispiele für solche nicht Krankheiten verursachenden oder sogar nützlichen Mikroorganismen!		*Beispiele:* • *Haut und Schleimhäute des Menschen sind ständig von bestimmten Bakterien bevölkert. Die Anwesenheit dieser Bakterien verhindert, dass sich andere, gefährlichere Mikroorganismen dort ansiedeln können.* • *Harmlose Darmbakterien ernähren sich von den im Darm des Menschen vorhandenen Nährstoffen. Dieser Nährstoffverlust ist für den Menschen ohne Belang. Die Darmbakterien produzieren aber für den Menschen wichtige Vitamine (Vitamin K und B-Vitamine).*

Allgemeine Pathologie

		Antwort	• Manche Mikroorganismen benutzt der Mensch zur Herstellung von Nahrungsmitteln, z. B. Pilze zur Herstellung von Bier, Wein, Brot oder Bakterien zur Herstellung von Joghurt und Käse.
Frage	Parasiten, welche in ihren Wirten Krankheiten verursachen können, schädigen auf sehr unterschiedliche Weise. Nennen Sie bitte Beispiele für schädigende Wirkungen von Parasiten!	**Antwort**	Parasiten können • Giftstoffe bilden oder • Allergien verursachen oder • ihre Wirte mechanisch schädigen (Fressen von Körpersubstanzen) oder • dem Wirt Blut oder Nahrung entziehen oder • Tumorwachstum auslösen.
Frage	Parasiten pflanzen sich in der Regel in oder auf ihren Wirten fort, d.h. sie müssen ihre Wirte auch wieder verlassen können, um neue Wirte zu befallen. Auf welchen Wegen können Parasiten ihre Wirte verlassen?	**Antwort**	Parasiten können ihre Wirte verlassen • mit Schleimtröpfchen der Atemluft oder • mit Kot und Urin, • mit Körperflüssigkeiten wie Speichel, Blut, Lymphe, Scheidensekret, Eiter.
Frage	Parasiten können auf verschiedenen Wegen in einen neuen Wirt gelangen. Man unterscheidet die Infektionswege (Übertragungswege): • Tröpfcheninfektion, • Kontaktinfektion, • diaplazentare Infektion, • fäkal-orale Infektion, • Schmierinfektion, • Infektion durch tierische Überträger. Was versteht man unter diesen Infektionswegen?	**Antwort**	

Allgemeine Infektionslehre

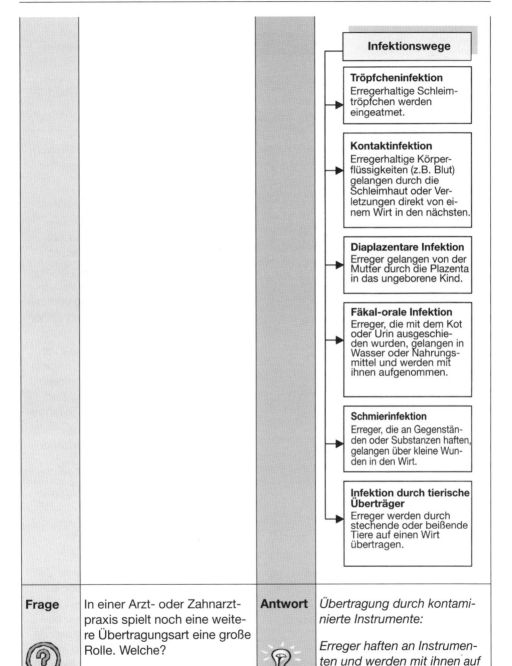

Infektionswege

Tröpfcheninfektion
Erregerhaltige Schleimtröpfchen werden eingeatmet.

Kontaktinfektion
Erregerhaltige Körperflüssigkeiten (z.B. Blut) gelangen durch die Schleimhaut oder Verletzungen direkt von einem Wirt in den nächsten.

Diaplazentare Infektion
Erreger gelangen von der Mutter durch die Plazenta in das ungeborene Kind.

Fäkal-orale Infektion
Erreger, die mit dem Kot oder Urin ausgeschieden wurden, gelangen in Wasser oder Nahrungsmittel und werden mit ihnen aufgenommen.

Schmierinfektion
Erreger, die an Gegenständen oder Substanzen haften, gelangen über kleine Wunden in den Wirt.

Infektion durch tierische Überträger
Erreger werden durch stechende oder beißende Tiere auf einen Wirt übertragen.

Frage In einer Arzt- oder Zahnarztpraxis spielt noch eine weitere Übertragungsart eine große Rolle. Welche?

Antwort *Übertragung durch kontaminierte Instrumente:*

Erreger haften an Instrumenten und werden mit ihnen auf den nächsten Wirt übertragen. Dieser Infektionsweg ist insofern von großer Bedeutung, da auf diese Art auch Erreger auf einen neuen Wirt übertra-

			gen werden können, die eigentlich nur durch direkten Körperkontakt zwischen altem und neuem Wirt (z. B. beim Geschlechtsverkehr) übertragen werden können.
Frage	Welche Maßnahmen zur Infektionsprophylaxe kann man unterscheiden?	**Antwort**	1. Prophylaxe durch Vernichtung oder Meidung einer Infektionsquelle: • *Maßnahmen zur Desinfektion und Sterilisation,* • *strikte Trennung von Abwasser und Trinkwasser,* • *Vorsichtsmaßregeln beim Essen (Ansiedlung von Erregern auf Nahrung verhindern, Meidung risikoreicher Nahrungsmittel),* • *Meidung risikoreicher Verhaltensweisen (z. B. ungeschützter Geschlechtsverkehr mit zahlreichen Partnern, mangelhafte Toilettenhygiene),* • *Vernichtung der tierischen Wirte von Erregern.* 2. Immunisierungsprophylaxe: • *aktive Impfung.*
Frage	Hat ein Erreger einen Wirt besiedelt, verstreicht in der Regel eine gewisse Zeit bis zum Auftreten der ersten Krankheitserscheinungen. Wie nennt man diese Zeit?	**Antwort**	*Inkubationszeit.* In dieser Zeit „sucht" der Erreger sein bevorzugtes Körpergebiet im Wirt, vermehrt sich und beginnt mit der Schädigung. Je nach Erregerart ist die Inkubationszeit sehr unterschiedlich lang (von wenigen Stunden bis zu Tagen, Wochen, Monaten, in seltenen Fällen sogar Jahren).

Allgemeine Infektionslehre

Termini

Frage	Wie lauten die Termini für 1. Schmarotzer, 2. Kleinstlebewesen, 3. Wissenschaft von den Kleinstlebewesen?	Antwort	1. *Parasiten,* 2. *Mikroorganismen,* 3. *Mikrobiologie.*
Frage	Setzen Sie bitte die Termini ein für 1. Fähigkeit, Krankheiten zu verursachen, 2. Krankheiten verursachend, 3. nicht Krankheiten verursachend!	Antwort	1. *Pathogenität,* 2. *pathogen,* 3. *apathogen.*
Frage	Wie lauten die Termini für 1. Besiedelung eines lebenden Organismus mit Parasiten, 2. Besiedelung von toten Gegenständen oder Substanzen mit Parasiten?	Antwort	1. *Infektion,* 2. *Kontamination.*
Frage	Wie heißen mit den Termini 1. Parasiten, welche nur die Oberflächen ihrer Wirte besiedeln, 2. Parasiten, die in den Organismus des Wirts eindringen können?	Antwort	1. *Ektoparasiten,* 2. *Endoparasiten.*
Frage	Wie lautet der Terminus für die Zeitspanne zwischen Infektion und Ausbruch der ersten Krankheitserscheinungen?	Antwort	*Inkubationszeit*

Spezielle Infektionslehre

Abbildungen beschriften

Frage	Welche Bakteriengrundformen sind in der Zeichnung schematisch dargestellt?	Antwort	A = Kugelbakterien B = Stäbchenbakterien C = Schrauben- oder Spiralbakterien
Frage	Wie heißen die dargestellten Kugelbakterien?	Antwort	A = Haufenkokken B = Kettenkokken C = Doppel- oder Paarkokken

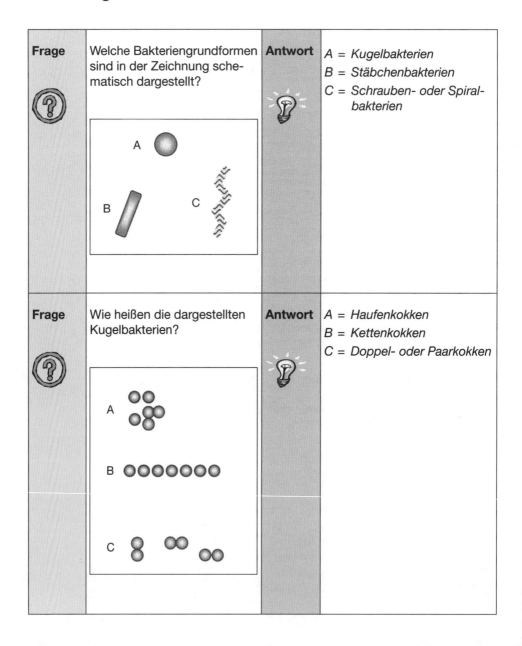

Spezielle Infektionslehre 165

Frage	Was ist auf der Zeichnung schematisch dargestellt?	Antwort	Die Zeichnung zeigt verschiedene Viren.

Frage	Was ist auf der Zeichnung schematisch dargestellt?	Antwort	Auf der Zeichnung ist die Virusinfektion und Virusvermehrung in einer Wirtszelle dargestellt. A = Viren lagern sich an ihre Wirtszelle an. B = Viren entlassen ihr Erbmaterial in die Wirtszelle. Bei vielen Virusarten dringen auch die kompletten Viren in die Wirtszelle ein und entledigen sich erst dort ihrer Hülle („Striptease"). C = Der Stoffwechselapparat der Wirtszelle wird gezwungen, neue Viren herzustellen. D = Die neuen infektiösen Viren werden frei und können neue Wirtszellen befallen.

Frage	Die Zeichnung zeigt in schematischer Darstellung verschiedene Wuchsformen von pathogenen Pilzen. Wie ist das Gewebe von Pilzen aufgebaut? 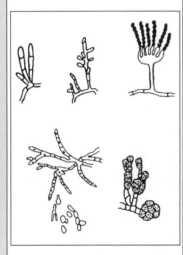	**Antwort**	*Das Pilzgewebe besteht aus sog. Pilzfäden, die miteinander verwoben sein können und so den Pilzkörper bilden.*

Theoretische Kenntnisse

Frage	Welche Erreger von Infektionskrankheiten kann man unterscheiden und welche spielen eine besondere Rolle in der Zahnmedizin?	**Antwort**	*Man unterscheidet* • *Bakterien* • *Viren,* • *Pilze,* • *Protozoen (einzellige Tiere),* • *Würmer,* • *Arthropoden (Gliederfüßler)* • *und neuerdings noch Prionen.* *Von besonderer Bedeutung in der Zahnmedizin sind die Bakterien, Viren und Pilze.*

Spezielle Infektionslehre

Frage	Beschreiben Sie bitte den grundsätzlichen Aufbau und die Eigenschaften von Bakterien!	Antwort	• Bakterien sind einzellige Lebewesen. • Sie pflanzen sich hauptsächlich durch einfache Zellteilung fort. • Bakterien sind umgeben von einer Zellmembran und zusätzlich von einer festen Zellwand, die dem Bakterium Schutz und Form gibt. Diese Zellwand kann zusätzlich noch von Kapseln umgeben sein und/oder eine oder mehrere Geißeln tragen, mit denen sich das Bakterium bewegen kann. • Bakterien besitzen ein Steuerzentrum, das einem Zellkern sehr ähnlich ist. • Bakterien besitzen in der Regel einen eigenen Stoffwechsel. • Viele Bakterien bilden Giftstoffe, die sog. Toxine.
Frage	Was versteht man unter Bakteriensporen?	Antwort	Manche Bakterien, die sog. Bazillen, können Dauerformen bilden, die sog. Sporen. Diese Sporen sind außerordentlich widerstandsfähig gegenüber ungünstigen Umweltbedingungen, z. B. Hitze, Kälte, Trockenheit, Sauerstoffmangel, Hunger. Innerhalb der Spore kann das Bakterium jahrelang überdauern.
Frage	Beschreiben Sie bitte die grundsätzlichen Eigenschaften von Viren!	Antwort	• Viren sind keine Zellen! • Viren bestehen aus einer Eiweißhülle, die meistens einen sehr regelmäßigen Aufbau hat, und Erbmaterial im Inneren.

- *Viren sind viel kleiner als Bakterien und mit dem Lichtmikroskop nicht zu sehen.*
- *Sie besitzen keinen eigenen Stoffwechsel.*
- *Sie sind unbeweglich.*
- *Sie können sich nur mit Hilfe einer lebenden Wirtszelle fortpflanzen.*
- *Viele Viren sind sehr widerstandsfähig und können außerhalb von Wirtszellen (z. B. im Erdboden, auf Gegenständen) sehr lange Zeit überdauern.*

Frage	Nennen Sie bitte den grundsätzlichen Aufbau und die Eigenschaften von Pilzen!	Antwort	- *Pilze sind Lebewesen, die aus vielen Zellen bestehen. Diese Zellen bilden lange Fäden.* - *Pilzzellen besitzen Zellkerne.* - *Pilze besitzen einen eigenen Stoffwechsel. Sie leben parasitisch oder ernähren sich von abgestorbener organischer Substanz.* - *Pilze vermehren sich durch Wachstum der Pilzfäden oder durch Sporen. Pilzsporen sind besonders widerstandsfähige Zellen, die bei günstigen Lebensbedingungen wieder zu Pilzfäden auskeimen können.* - *Viele Pilze bilden Toxine.*
Frage	Man unterscheidet oberflächliche und tiefe Pilzerkrankungen. Was versteht man darunter?	Antwort	- *Viele Pilze befallen nur die Körperoberflächen ihres Wirts (Haut oder Schleimhaut, Haare, Nägel), dringen aber nie in tiefere Gewebe-*

Spezielle Infektionslehre

schichten vor. Solche Pilzerkrankungen nennt man oberflächlich.

- Manche Pilze können in den Organismus eindringen und sich über die Blut- und Lymphbahnen oder entlang von Nervenbahnen ausbreiten. Zu solchen tiefen Pilzerkrankungen kommt es jedoch nur, wenn der Organismus des Wirts geschwächt ist.

Frage: Auf welche Art schädigen Bakterien, Viren und Pilze ihre Wirte?

Antwort:
- Bakterien bilden Toxine, welche Krankheitserscheinungen auslösen können, z. B. Entzündungen, Krämpfe, Fieber.
- Viren hindern die befallenen Wirtszellen daran, ihre eigentlichen Aufgaben zu erfüllen. Bei Freiwerden der neuen Viren gehen die Wirtszellen in der Regel zu Grunde.
- Pilze schädigen vor allem durch die mechanische Zerstörung von Gewebe, die mit einer Entzündung reagieren können. Manche Pilze können auch Toxine bilden.

Frage: Warum spielen die Protozoen, Würmer, Arthropoden und Prionen in der Zahnmedizin kaum eine Rolle?

Antwort:
- Protozoen rufen in der Regel schwere Allgemeinerkrankungen hervor.
- Würmer befallen vor allem die großen Hohlorgane des Körpers (vor allem den Darm); einige können auch in Muskulatur, Herz, Lunge und Gehirn vordringen.

- Arthropoden sind insbesondere als Überträger von anderen Erregern, z. B. Protozoen, Viren, Bakterien, die schwere Allgemeinerkrankungen verursachen, von Bedeutung.
- Prionen sind vermutlich Erreger von einigen – eher seltenen – Erkrankungen des Zentralnervensystems bei Tieren und Menschen.

Termini

Frage	Antwort
Wie lauten die Termini für 1. Kugelbakterien, 2. Haufenkugelbakterien, 3. Kettenkugelbakterien, 4. Doppel- oder Paarkugelbakterien, 5. Spiralbakterien?	1. Kokken, 2. Staphylokokken, 3. Streptokokken, 4. Diplokokken, 5. Spirochäten.
Setzen Sie bitte die Termini ein für 1. Pilze, 2. Pilzgewebe, 3. Pilzerkrankungen!	1. Myzes oder Fungi, 2. Myzel, 3. Mykosen.

Abwehrmechanismen

Abwehrmechanismen

Abbildungen beschriften

Frage	Was ist auf der Zeichnung schematisch dargestellt?	Antwort	Auf der Zeichnung ist schematisch der Ablauf der Phagozytose dargestellt. *Eine Fresszelle nähert sich einem „Eindringling", schließt ihn in ihren Zellleib ein und vernichtet ihn mit Hilfe ihrer Verdauungsenzyme.*

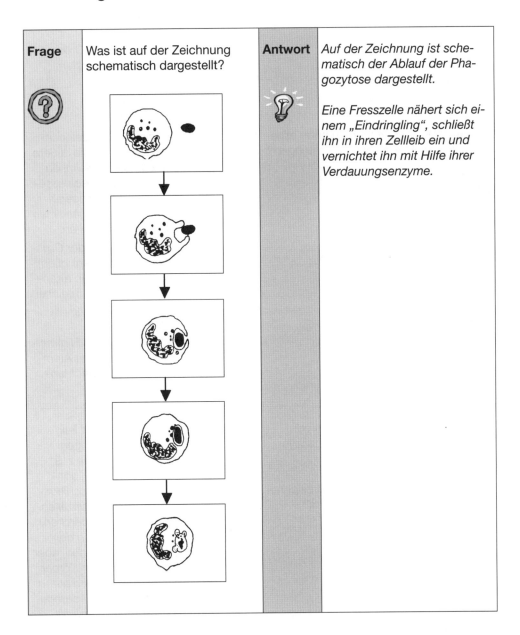

Theoretische Kenntnisse

Frage	Welche Abwehrmechanismen stehen dem menschlichen Körper zur Verfügung, um sich gegen den Angriff von Mikroorganismen zur Wehr zu setzen?	Antwort	Zur Abwehr von pathogenen Mikroorganismen stehen dem Menschen • allgemeine Schutzeinrichtungen und • ein spezialisiertes Organsystem, das Immunsystem zur Verfügung.
Frage	Was versteht man unter allgemeinen Schutzeinrichtungen?	Antwort	• Allgemeine Schutzeinrichtungen sind z. B. die äußere Haut und die Schleimhäute, deren dicht geschlossene Zellverbände gegenüber vielen Mikroorganismen Hindernisse darstellen. • Außerdem besitzt der Organismus noch weitere chemische (z. B. Bakterien tötende Substanzen im Speichel, salzige Tränenflüssigkeit, Magensäure) und • physikalische (z. B. Flimmerhaare in den oberen Atemwegen) Schutzeinrichtungen.
Frage	Das Immunsystem ist ein ganz besonderes Organsystem. Welche Besonderheit zeichnet das Immunsystem aus?	Antwort	Das Immunsystem ist kein örtlich zusammenhängendes Organsystem (wie z. B. das Atmungssystem), sondern besteht aus verschiedenen Zellen, den Immunzellen oder weißen Blutkörperchen, die sich im Blut und in den Lymphorganen befinden, aber vor allem auch frei im Körper ausschwärmen können auf der Suche nach eingedrungenen Mikroorganismen.

Abwehrmechanismen

Frage	Welche Immunzellen unterscheidet man?	**Antwort**	**Immunzellen** (weiße Blutkörperchen) **Unspezifische Immunität** • Fresszellen **Spezifische Immunität** • Lymphozyten
Frage	Welche entscheidende Fähigkeit besitzen Immunzellen und worin unterscheidet sich die unspezifische Immunität von der spezifischen Immunität?	**Antwort**	*Alle Immunzellen können normalerweise zwischen Zellen und Substanzen, die zum eigenen Körper („Selbst") und Zellen und Substanzen, die nicht zum eigenen Körper („Nicht-Selbst") unterscheiden. „Selbst" wird geduldet, „Nicht-Selbst" wird angegriffen und vernichtet. Alles, was einen solchen Angriff auslöst, nennt man Antigen.* • *Die Zellen der unspezifischen Immunität erkennen nur, ob etwas fremd ist, sie unterscheiden aber nicht zwischen den Antigenen.* • *Die Zellen der spezifischen Immunität unterscheiden zusätzlich zwischen den Antigenen und entwickeln spezialisierte Waffen gegen die verschiedenen Antigene.*
Frage	Wie arbeiten die Zellen der unspezifischen Immunität?	**Antwort**	*Die Zellen der unspezifischen Immunität „fressen" fremde Zellen und Substanzen, d. h. sie nehmen sie in ihren Zellkörper auf und zerstören sie.* *Man unterscheidet* • *kleine Fresszellen, die besonders in der Unterhaut vorkommen, und*

			• große Fresszellen, die im Blut, in vielen Organen (z. B. der Leber) vorkommen und auch durch die Körpergewebe wandern können.
Frage	Man unterscheidet verschiedene Lymphozytenfamilien. Welche?	**Antwort**	**Lymphozyten** → **B-Lymphozyten**, **T-Lymphozyten** *Die B-Lymphozyten erhalten ihre Prägung („Ausbildung") im Knochenmark („bone"), die T-Lymphozyten im Thymus.*
Frage	Wie arbeiten die B-Lymphozyten?	**Antwort**	*Die B-Lymphozyten bilden freie Antikörper. Diese Antikörper stellen „Greifermoleküle" dar, die sich an das Antigen anheften. Dabei wird die Zellmembran eines Erregers geschädigt oder die angehefteten Antikörper wirken wie Signale, die Fresszellen anlocken, die dann den Eindringling vernichten.* *Die von den B-Lymphozyten gebildeten freien Antikörper wirken vor allem gegen Erreger, die sich in Körperflüssigkeiten befinden.*
Frage	Wie arbeiten die T-Lymphozyten?	**Antwort**	*Die T-Lymphozyten wirken vor allem gegen Erreger, die in Zellen des befallenen Organismus eingedrungen sind und dort von den Antikörpern nicht erreicht werden können (z. B. Viren).*

Abwehrmechanismen

Die befallenen Zellen „zeigen" an ihrer Oberfläche Teile der eingedrungenen Erreger, an die sich jetzt sog. Killerzellen anheften und die Körperzelle mitsamt den eingedrungenen Erregern vernichtet.

T-Lymphozyten vernichten auch entartete Körperzellen (z. B. Krebszellen), die auf ihrer Oberfläche andere Merkmale haben als gesunde Zellen.

Frage	Welche T-Lymphozyten kann man unterscheiden und welche Aufgaben erfüllen sie?	Antwort	

```
         T-Lymphozyten
        /      |       \
  Killer-   Helfer-   Sup-
  zellen    zellen    pressor-
                      zellen
```

- *Killerzellen töten infizierte Körperzellen.*
- *Helferzellen arbeiten bei allen Immunreaktionen mit.*
- *Suppressorzellen hemmen die Immunabwehr, damit es nicht zu überschießenden Reaktionen kommt.*

Frage	Was versteht man unter dem immunologischen Gedächtnis?	Antwort	*Sowohl B- als auch T-Lymphozyten bilden nicht nur Antikörper bzw. Killerzellen, sondern nach jedem Antigenkontakt auch sog. Gedächtniszellen, die sich den eingedrungenen Fremdling „merken" und bei einem erneuten Kontakt mit dem gleichen Eindringling die Abwehr so*

schnell ablaufen lassen, dass der Erreger keine Zeit hat, sich stark zu vermehren und es deshalb nicht wieder zu einer Erkrankung kommt. Die spezifische Immunität ist also lernfähig.

Frage	Eine aktive Impfung simuliert eine Infektion, indem sie den Lymphozyten einen Erstkontakt mit einer bestimmten Fremdsubstanz ermöglicht und der Organismus aktiv Antikörper oder Killerzellen, vor allem aber Gedächtniszellen bildet. Welche Impfstoffe kann man unterscheiden?	**Antwort**	• *Abgetötete Erreger* • *Abgeschwächte Erreger* • *Erregerteile (sog. Spaltimpfstoffe, z. B. Virushüllen)* • *Abgeschwächte Erregergifte* *Aktive Impfungen nennt man auch Schutzimpfungen. Sie hinterlassen eine bleibende Immunität von – je nach Erreger – unterschiedlicher Dauer.*
Frage	Was ist eine passive Impfung?	**Antwort**	*Bei einer passiven Impfung werden dem Menschen fertige Antikörper, die aus einem anderen Organismus gewonnen wurden, verabreicht. Diese sog. Heilimpfung soll bei Verdacht auf eine Infektion den Ausbruch der Krankheit verhindern.* *Die passive Impfung hinterlässt keine Immunität, da der geimpfte Organismus nicht selbst Antikörper, Killerzellen und Gedächtniszellen bildet, er bleibt passiv.*

Abwehrmechanismen

Frage	Die Immunzellen sind zwar im Blut, in vielen Organen und frei im Gewebe vorhanden, besonders reichlich aber im Lymphsystem. Was versteht man unter dem Lymphsystem?	**Antwort**	Das Lymphsystem ist ein zweites Kreislaufsystem aus Lymphgefäßen und den Lymphorganen.

Lymphorgane
- Knochenmark
- Thymus
- Lymphknoten
- Mandeln
- Milz
- Wurmfortsatz
- Lymphgewebe von Darm und Bronchien

Frage	Welche Aufgaben erfüllt das Lymphgefäßsystem?	**Antwort**	• Das Lymphgefäßsystem sammelt Körperflüssigkeiten (Zellflüssigkeit, Zwischenzellflüssigkeit, Blutflüssigkeit) in den Lymphgefäßen, führt diese Flüssigkeit, die Lymphe, den Lymphorganen (mit Ausnahme von Knochenmark und Thymus) zu, wo enthaltene Erreger und Fremdsubstanzen vernichtet werden und leitet die gereinigte Flüssigkeit wieder dem Blut zu. Es arbeitet also wie eine „Drainage".

- Außerdem hilft das Lymphsystem bei der Regulation des Flüssigkeitsgehalts der Gewebe und
- nimmt im Darmbereich Fette auf.

Frage	Welche Unterschiede bestehen zwischen Blutkreislaufsystem und Lymphkreislaufsystem?	Antwort	• Das Lymphkreislaufsystem hat keinen Motor wie das Herz. Der Flüssigkeitsstrom wird vor allem durch die massierende Tätigkeit der Skelettmuskulatur bewirkt. • Der Lymphkreislauf ist kein geschlossener Kreislauf, sondern beginnt „blind" im Gewebe mit Lymphspalten und endet mit dem großen Lymphgefäß, dem Milchbrustgang, der in ein Blutgefäß am Hals mündet.
Frage	Welche Aufgaben erfüllen das Knochenmark und der Thymus?	Antwort	Knochenmark und Thymus nennt man auch primäre Immunorgane bzw. Lymphorgane, da sie für die Immunität von herausragender Bedeutung sind. • Das Knochenmark ist der Bildungsort der Stammzellen aller Immunzellen und der roten Blutkörperchen sowie der Blutplättchen. • Der Thymus ist der Ort, an dem die Stammzellen der T-Lymphozyten ausreifen. Im Erwachsenenalter hat sich der Thymus zurückgebildet und besteht überwiegend aus Fettgewebe.

Abwehrmechanismen

Termini

Frage	Übersetzen Sie bitte! 1. Phagozytose, 2. Phagozyten, 3. Makrophagen, 4. Mikrophagen.	Antwort	1. „Zellfressen", d.h. Aufnahme einer fremden Zelle oder Substanz in den Zellkörper einer Fresszelle und Zerstörung des Fremdlings. 2. Fresszellen. 3. Große Fresszellen. 4. Kleine Fresszellen.
Frage	Wie lautet der Terminus für eine Substanz bzw. eine Zelle, die eine Immunreaktion auslösen können?	Antwort	Antigen
Frage	Wie lautet der Terminus für den Erstkontakt eines Lymphozyten mit einem Antigen?	Antwort	Sensibilisierung
Frage	Wie heißen die Mandeln mit dem Terminus?	Antwort	Tonsillen

Karies

Abbildungen beschriften

Frage	Beschreiben Sie bitte anhand der Abbildungen die Kariesentstehung!	Antwort	1. Nahrungsreste, verklebt mit Speichel, lagern sich auf der Zahnoberfläche ab. In der Mundhöhle befinden sich immer Bakterien.
	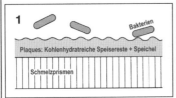 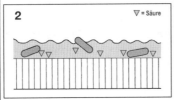 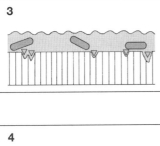 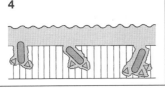		2. Bakterien dringen in die Plaques ein und zersetzen die Kohlenhydrate in den Plaques. Bei diesem Zersetzungsprozess entsteht Säure. 3. Die Säure löst Kalksalze aus dem Zahnschmelz, sie entmineralisiert ihn. 4. In die entstandenen Schmelzdefekte dringen Bakterien ein; der Zerstörungsprozess schreitet voran.

Frage	Je nach Ausdehnung des kariösen Defekts unterscheidet man verschiedene Stadien der Karieserkrankung. Wie heißen die in den Abbildungen dargestellten Stadien? 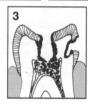	**Antwort**	1. Schmelzkaries 2. Dentinkaries 3. Tief liegende Karies
Frage	Kariöse Zerstörungen treten selten an den glatten Flächen der Zähne auf, sondern bevorzugt an solchen Stellen, an denen Nahrungsreste leicht kleben bleiben und die schwieriger durch Hygienemaßnahmen zu erreichen sind. Welche dieser Karies gefährdeten Stellen sind auf der Abbildung dargestellt? 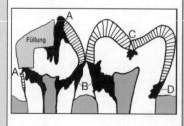	**Antwort**	A = Füllungsränder (Füllungsrandkaries) B = Approximalraum (Approximalkaries) C = Fissuren (Fissurenkaries) D = Zahnhals (Cervicalkaries)

Karies

Theoretische Kenntnisse

Frage	Antwort
Was versteht man unter Karies? Erläutern Sie bitte kurz!	*Das lateinische Wort caries bedeutet Fäulnis. Unter Karies versteht man die fortschreitende Zerstörung der Zahnhartsubstanzen. Dabei werden die anorganischen Bestandteile der Zahnhartsubstanzen entmineralisiert und die organischen Bestandteile sterben ab.*
Karies kann den Zahnschmelz, das Dentin und den Wurzelzement befallen. Die kariöse Zerstörung des Zahnschmelzes ist irreversibel. Was versteht man darunter?	*Die Schmelz bildenden Zellen, die Ameloblasten, sterben ab, wenn der Zahnschmelz fertig ausgebildet ist. Eine Zerstörung des Zahnschmelzes kann also nicht "heilen".* *Dentin und Wurzelzement sind in begrenztem Ausmaß (!) in der Lage, kleine Zerstörungen durch Wiederaufbau zu heilen, da die Dentin bildenden Zellen (Odontoblasten) und die Zement bildenden Zellen (Cementoblasten) nicht absterben.*
Karies wird nicht durch eine alleinige Ursache ausgelöst, sondern man muss endogene (= im Erbgut verankerte) und exogene (= nicht im Erbgut verankerte) Einflüsse unterscheiden. Was versteht man unter endogenen Ursachen in Bezug auf die Kariesentstehung?	**Endogene Kariesfaktoren** — Zahnform — Zahnhärte — Zahnstellung — Speichel

			Zahnform, Zahnhärte, Zahnstellung sowie die Speichelmenge und Speichelzusammensetzung werden auch vom Erbgut bestimmt. Zähne mit vielen Rillen und Vertiefungen, weiche Zahnhartsubstanzen, sehr enge Zahnstellung sowie geringe Speichelmenge oder zähflüssiger Speichel fördern die Kariesentstehung. Menschen unterscheiden sich in diesen endogenen Faktoren aufgrund ihres Erbguts. Aber alle genannten Faktoren werden auch durch Umweltfaktoren (s.u.) beeinflusst. Die Bedeutung der endogenen Kariesfaktoren darf also nicht überschätzt werden!
Frage	Welchen Einfluss hat das höhere Lebensalter auf die Kariesanfälligkeit?	**Antwort**	Der normale Altersabbau der Gewebe erfasst auch das Zahnfleisch und die Zähne sowie die Abwehrbereitschaft gegenüber Mikroorganismen. Aus diesem Grund können ältere Menschen eine erhöhte Kariesanfälligkeit zeigen. Aber Ernährungs- und Hygienegewohnheiten spielen eine große Rolle! Ältere Menschen essen oft nicht mehr gern ballaststoffreiche Nahrung (s.u.), trinken zu wenig (Einfluss auf die Speichelbildung) und haben manchmal Schwierigkeiten mit der Mundhygiene.
Frage	Warum zeigen Jugendliche in der Pubertät und Nachpubertät oft eine erhöhte Kariesanfälligkeit?	**Antwort**	• Hormonumstellungen könnten eine Rolle spielen, da sie u.a. Einfluss auf den Stoffwechsel der Gewebe, also auch der Zahngewebe haben.

- Mindestens ebenso bedeutend sind aber wahrscheinlich Lebensgewohnheiten, wie z. B. Bevorzugung Karies fördernder Nahrung (süßes Essen, ballaststoffarmes Fast Food!) und eine gewisse Nachlässigkeit in der Mundhygiene.

Frage	Sind Frauen gegenüber Karies gefährdeter?	Antwort	Frauen allgemein nicht! Aber: - ... Schwangerschaften, bei denen der erhöhte Mineralstoffbedarf nicht ausgeglichen wird, verändern die Zahnhärte. - ... Ernährungsgewohnheiten (eine „Schwäche" für Süßigkeiten, häufige Diäten!) und der Gebrauch von Abführmitteln beeinflussen den Mineralstoffhaushalt und damit die Zahnhärte. - ... hormonelle Schwankungen durch den Zyklus könnten einen Einfluss auf den Mineralstoffhaushalt haben. - ... Mit dem Absinken des Geschlechtshormonspiegels in den Wechseljahren wird der Kalziumhaushalt beeinflusst.
Frage	Die entscheidenden Faktoren in der Kariesentstehung sind exogen! Welche exogenen Faktoren kann man unterscheiden?	Antwort	**Exogene Kariesfaktoren** - Ernährung - Mikroorganismen - Mundhygiene

Frage	Welche Rolle spielt die Ernährung für das Kariesgeschehen?	Antwort	Die Ernährung spielt die zentrale Rolle bei der Entstehung von Zahnkaries, und zwar sowohl bei der Zahnentwicklung als auch für die fertig ausgebildeten Zähne.

Zahnentwicklung

- Während der Periode der Zahnentwicklung in der vorgeburtlichen Lebensphase und in den ersten Lebensjahren kann nur eine ausreichende Zufuhr von Kalksalzen und Fluoriden den gesunden Zahnaufbau ermöglichen.

- Hinzu kommen muss eine ausreichende Versorgung mit Vitamin D, da nur in seiner Gegenwart Kalzium auch in Knochen und Zähne eingebaut werden kann.

Fertig ausgebildete Zähne

- Grobe und harte Kost (reich an Ballaststoffen!) reinigt als natürliche Zahnbürste die Zähne, klebt nicht auf den Zahnoberflächen und erfordert viel Kauarbeit, wodurch die Speichelproduktion (Reinigung der Zähne!) angeregt wird.

- Nahrungsmittel, die reich an klebrigen Weißmehlprodukten und Zucker sind, haften gut auf den Zahnoberflächen, erfordern wenig Kauarbeit und liefern den stets in der Mundhöhle vorhandenen Mikroorganismen leicht verdauliche „Nahrung".

Frage: Welche Rolle spielen die Mikroorganismen für das Kariesgeschehen?

Antwort: Die Mundhöhle ist ständig von zahlreichen Mikroorganismen besiedelt. Für das Kariesgeschehen spielen vor allem die Streptokokken eine Rolle. Durch die Stoffwechseltätigkeit dieser Streptokokken werden Kohlenhydrate, vor allem Zucker, aber auch pflanzliche Stärke, zersetzt und es entstehen Säuren (vor allem Milchsäure), welche Kalksalze aus dem Zahnschmelz lösen (= den Zahnschmelz entmineralisieren).

Frage: Welche Bedeutung hat die Mundhygiene für die Kariesentstehung?

Antwort: Wie gründlich und regelmäßig Mundhygiene betrieben wird, entscheidet darüber,

- wie viele Mikroorganismen die Mundhöhle besiedeln und
- wie lange die Plaques auf den Zahnoberflächen haften.

Frage: Beschreiben Sie bitte in Stichworten das Krankheitsbild der Schmelzkaries!

Antwort: Bei der Schmelzkaries bildet sich unterhalb des Zahnbelags durch die Entmineralisierung zunächst ein kleiner weißlicher Fleck, der sog. Kreidefleck. Der Fleck verfärbt sich bald bräunlich, es entsteht ein kleiner Krater. Der Patient empfindet keine Schmerzen, da im Zahnschmelz keine Nerven verlaufen.

Frage	Sobald der Kariesprozess die Schmelz-Dentin-Grenze erreicht hat, spricht man von Dentinkaries. Warum schreitet jetzt der kariöse Prozess rasch voran und warum können jetzt bereits Schmerzen auftreten?	**Antwort**	Das Dentin ist reicher an organischer Substanz, und in den Dentinkanälchen finden die Bakterien praktisch vorbereitete „Ausbreitungswege". Da im Dentin Nerven verlaufen, können Patienten bei Reizung durch Speisen (süß, kalt, heiß) Schmerzen empfinden.
Frage	Was versteht man unter Reizdentin?	**Antwort**	Die von den Bakterien gebildeten Giftstoffe dringen in die Dentinkanälchen ein und reizen die Odontoblastenfortsätze. Dadurch werden die Odontoblasten angeregt, neues Dentin zu bilden zum Schutz der Pulpa. Dieses Dentin nennt man Reizdentin oder Sekundärdentin.
Frage	Schreitet der kariöse Prozess weiter in die Tiefe fort und erreicht die Pulpagrenze (= tief liegende Karies), gelingt es dem Zahn nur in Ausnahmefällen, durch Bildung von Reizdentin die Pulpa zu schützen. Welche Krankheitsfolge tritt in der Regel auf?	**Antwort**	Die Pulpa entzündet sich.
Frage	Was versteht man unter Zementkaries?	**Antwort**	Zementkaries = Karies, der am Wurzelzement beginnt, tritt nur dann auf, wenn die Zahnhälse vom Zahnfleisch entblößt sind. Man beobachtet ihn deshalb in Verbindung mit Zahnfleischschwund.

Termini

Frage	Wie lauten die Termini für: 1. Zahnbelag, 2. Karies, 3. Kreidefleck, 4. Schmelzkaries, 5. Dentinkaries, 6. tief liegende Karies?	Antwort	1. *Plaque,* 2. *Caries dentium,* 3. *White spot (Initialcaries),* 4. *Caries superficialis,* 5. *Caries media,* 6. *Caries profunda.*

Entzündungen der Pulpa

Abbildungen beschriften

Frage

Die Abbildungen zeigen modellhaft den Ablauf einer (unbehandelten) Pulpaentzündung.

Benennen Sie bitte die Stadien mit deutschen Ausdrücken und beschreiben Sie kurz!

Antwort

1. Gereizte Pulpa; verstärkte Durchblutung der Pulpa.
2. Wässrige Pulpaentzündung; aus den Blutgefäßen tritt zunehmend Blutflüssigkeit aus. Die Entzündung greift schnell auf die gesamte Pulpa über.
3. Eitrige Pulpaentzündung; die Eiterbildung erfasst rasch die gesamte Pulpa.
4. Pulpatod. Das abgestorbene Pulpagewebe zerfällt faulig.

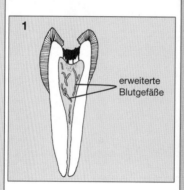

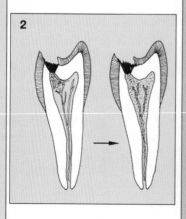

Entzündungen der Pulpa

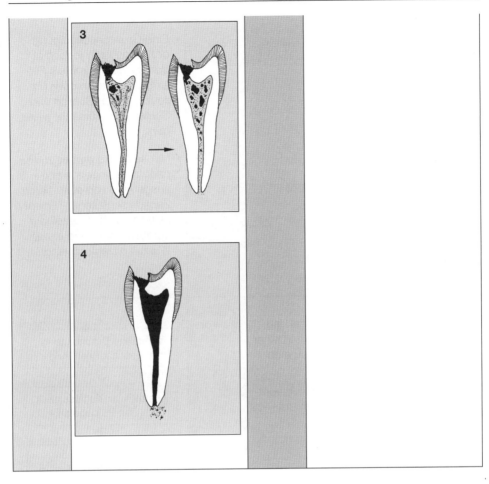

Theoretische Kenntnisse

Frage	Wie bei jeder Entzündung steht am Anfang der Pulpaentzündungen immer die Gewebeschädigung. Welche Ursachen für eine Schädigung der Pulpagewebe kennen Sie?	Antwort	• *Die häufigste Ursache der Pulpaentzündungen ist die tief liegende Karies, bei der giftige Stoffwechselprodukte der Bakterien in die Pulpa eindringen und die Entzündung hervorrufen.*

- *Eine Gewebeschädigung der Pulpa kann jedoch auch durch Reizung mittels Füllungsmaterialien oder Hitze (z. B. beim Bohren und Schleifen) verursacht werden.*

- *Nur selten kommt es zu Pulpaentzündungen, wenn – ausgehend von einer tiefen Zahnfleischtasche – Erreger seitlich an der Wurzelhaut herabwandern und in das Wurzelspitzenloch eindringen.*

Frage Die Pulpaentzündungen laufen meistens regelhaft in einer bestimmten Reihenfolge ab.

Welche Stadien der Pulpaentzündungen kann man unterscheiden?

Antwort

Verstärkte Durchblutung der geschädigten Pulpa
↓
Austritt von Blutflüssigkeit aus den Pulpagefäßen
↓
Einwanderung von Fresszellen (Eiterbildung)
↓
Tod der Pulpa
↓
Verfaulen der Pulpa

Frage Warum unterscheiden sich die Pulpaentzündungen in ihren Auswirkungen (Pulpatod und Verfaulen des toten Pulpagewebes) von z. B. oberflächlichen Hautentzündungen?

Antwort *Die Pulpa ist ganz vom harten Zahnbein umschlossen. Dem Druck, der – wie bei jeder Entzündung – durch die Schwellung des entzündeten Gebiets entsteht, kann die Pulpa nicht ausweichen.*

Entzündungen der Pulpa

Die sie versorgenden Blutgefäße werden abgequetscht, die Gewebe werden nicht mehr ausreichend mit Sauerstoff und Nährstoffen versorgt und sterben deshalb ab.

Frage: Welche Symptome empfindet der Patient in den verschiedenen Stadien der Pulpaentzündung?

Antwort:

- *Zu Beginn, wenn die Durchblutung der Pulpa zunimmt, treten nur leichte Schmerzen, vor allem bei zusätzlichen Reizungen (Temperaturreize, chemische Reize) auf, die rasch wieder abklingen. Oft ist dieses Stadium auch schmerzlos.*

- *Steigt der Druck in der Pulpa durch den Austritt von Blutflüssigkeit, werden die Schmerzen heftiger und halten länger an. Insbesondere Kälte wird als unangenehm empfunden.*

- *Die eitrige Pulpaentzündung ist gekennzeichnet durch anhaltende Schmerzen, insbesondere auf Druck- und Wärmereize. Der Schmerz strahlt aus und wird im Krankheitsverlauf immer heftiger (rasende Zahnschmerzen).*

- *Stirbt die Pulpa ab, so verschwinden oft die Schmerzen (da auch die Nervenenden absterben). Mancher Patient glaubt sich fälschlicherweise geheilt!*

Termini

Frage	Wie lauten die Termini für: 1. Pulpaentzündung (Ez. und Mz.) 2. Zustand der verstärkten Durchblutung der Pulpa, 3. wässrige Pulpaentzündung (vermehrter Austritt von Blutflüssigkeit aus den Pulpagefäßen), 4. Pulpavereiterung, 5. Pulpatod, 6. fauliger Zerfall der Pulpa?	Antwort	1. *Pulpitis, Pulpitiden,* 2. *Hyperämie (Pulpairritation),* 3. *Pulpitis serosa,* 4. *Pulpitis purulenta,* 5. *Pulpanekrose,* 6. *Pulpagangrän.*

Odontogene Entzündungen

Abbildungen beschriften

Frage		Antwort	
	Was ist auf der Zeichnung dargestellt? 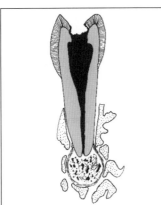		Ein chronischer Entzündungsherd an der Wurzelspitze, der vom gesunden Gewebe des Kieferknochens abgegrenzt ist (apikales Granulom).
	Ordnen Sie die Begriffe subperiostaler Abszess, submuköser Abszess und Fistel bitte den Zeichnungen zu! 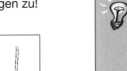		A = Fistel B = submuköser Abszess C = subperiostaler Abszess

Spezielle Pathologie

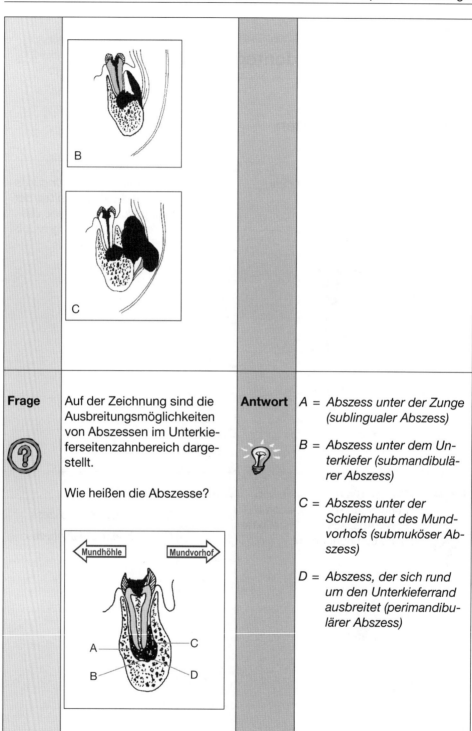

Frage

Auf der Zeichnung sind die Ausbreitungsmöglichkeiten von Abszessen im Unterkieferseitenzahnbereich dargestellt.

Wie heißen die Abszesse?

Antwort

A = Abszess unter der Zunge (sublingualer Abszess)

B = Abszess unter dem Unterkiefer (submandibulärer Abszess)

C = Abszess unter der Schleimhaut des Mundvorhofs (submuköser Abszess)

D = Abszess, der sich rund um den Unterkieferrand ausbreitet (perimandibulärer Abszess)

Odontogene Entzündungen

Frage Welche Ausbreitungsmöglichkeiten von Abszessen im Oberkieferfrontzahnbereich sind auf der Zeichnung dargestellt?

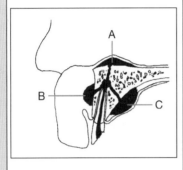

Antwort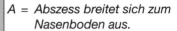

A = Abszess breitet sich zum Nasenboden aus.

B = Abszess breitet sich zum Mundvorhof unter der Lippe aus (submuköser Abszess).

C = Abszess breitet sich unter der Gaumenschleimhaut aus (palatinaler Abszess).

Frage Was ist auf den Zeichnungen dargestellt?

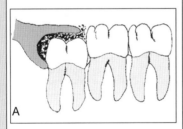

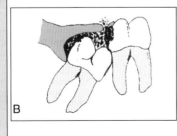

Antwort

A = Über einem nur teilweise durchgebrochenen Zahn hat sich eine Schleimhautkapuze gebildet, unter der ein Entzündungsherd entstanden ist.

B = Wie A; der teilweise durchgebrochene Zahn ist außerdem verlagert und drückt gegen den Nachbarzahn, der bereits von den Bakterien geschädigt ist.

Theoretische Kenntnisse

Frage	Was versteht man unter odontogenen Entzündungen?	Antwort	*Alle entzündlichen Prozesse des Kieferknochens, der Kieferhöhlen und der Weichteile des Mundes, die von den Zähnen ausgehen, kann man unter dem Begriff odontogene Entzündungen zusammenfassen* *(gr. odontos = Zahn, -gen = Wortbestandteil mit der Bedeutung „etwas verursachen")*.
Frage	Welche Krankheitsvorgeschichten („Ursachen") haben odontogene Entzündungen • in der Mehrzahl der Fälle und • in selteneren Fällen?	Antwort	**Ursachen der ondontogenen Entzündungen** Meistens entstehen odontogene Entzündungen durch Bakterien und bakterielle Giftstoffe, die bei einer eitrigen oder nekrotischen Pulpitis aus dem Wurzelspitzenloch auswandern und das die Wurzelspitze umgebende Gebiet infizieren. Seltener gelangen Bakterien und Giftstoffe über sehr tiefe Zahnfleischtaschen in das Gebiet um die Wurzelspitze.
Frage	Welche odontogenen Enzündungen kann man unterscheiden?	Antwort	**Odontogene Entzündungen** Entzündungen der Gewebe, welche die Wurzelspitze umgeben Entzündungen des Kieferknochens Kieferhöhlenentzündungen

Odontogene Entzündungen 199

Frage	Die entzündliche Erkrankung der Gewebe, welche die Wurzelspitze umgeben, kann chronisch oder akut verlaufen. Beschreiben Sie bitte in Stichworten den chronischen Krankheitsverlauf!	**Antwort**	Die chronische Entzündung der Gewebe, welche die Wurzelspitze umgeben (= chronische apikale Parodontitis) entwickelt sich meist im Anschluss an ein Pulpagangrän: • Bei gutem Allgemeinzustand des Patienten gelingt es dem Organismus, die aus dem Wurzelspitzenloch auswandernden Bakterien und Toxine vom gesunden Gewebe abzugrenzen und einzukapseln. Es entsteht ein rundlicher, von festem Bindegewebe umschlossener Sack, der den darum liegenden Knochen nach und nach verdrängt. • Die chronische apikale Parodontitis verläuft meist unauffällig und bereitet keine Schmerzen.
Frage	Die akute apikale Parodontitis kann sich direkt aus einem Pulpagangrän entwickeln. Häufiger aber entsteht die akute Krankheitsform aus einer bereits bestehenden chronischen apikalen Parodontitis. Warum? Erklären Sie bitte kurz!	**Antwort**	Der Bindegewebssack, mit dem bei einer chronischen apikalen Parodontitis Bakterien, zerstörte Zellen und Toxine vom gesunden Gewebe abgegrenzt werden, stellt eine Abwehrmaßnahme des Organismus dar. Werden die Abwehrkräfte des Organismus geschwächt (z. B. aufgrund einer Allgemeinerkrankung, weiterer Infektionskrankheiten, psychischer Belastung u. a.), gelingt es den Bakterien, den Schutzwall aus Bindegewebe zu durchbrechen.

Frage	Beschreiben Sie bitte in Stichworten einen möglichen Krankheitsverlauf der akuten apikalen Parodontitis!	**Antwort**	• Die Bakterien dringen oft zunächst in die Wurzelhaut ein und rufen hier eine Entzündung hervor. Die Wurzelhaut schwillt an, der Zahn wird etwas aus der Alveole heraus gedrückt, erscheint „verlängert" und ist aufbeißempfindlich. • Bakterien und ihre Toxine breiten sich im Knochen rund um die Wurzelspitze aus. Der entzündete Knochen zerfällt eitrig. Der Organismus grenzt in der Regel den Entzündungsprozess vom gesunden Gewebe ab; es bildet sich ein Eiterbeutel. Der Patient empfindet meist heftige, klopfende und weit ausstrahlende Schmerzen. • Der Eiter sucht nach einem Ausgang. Dabei sammelt er sich zunächst unter der Knochenhaut, dann unter der Mundschleimhaut. • Wölbt sich der Eiterbeutel zur Gesichtsseite vor, tritt eine Gesichtsschwellung auf. • Schließlich platzt die dünne Schleimhautdecke über dem Eiterbeutel und der Eiter fließt ab.
Frage	Manchmal gelingt es dem Organismus, die eitrige Entzündung unter „Kontrolle" zu halten. Wie sieht dieses chronische Stadium der Eiterbeutelbildung aus?	**Antwort**	Der Eiterbeutel sucht sich einen dünnen Ausgang, durch den laufend etwas eitrige Flüssigkeit abgegeben wird, so dass der Druck im Eiterbeutel nicht wächst.

Odontogene Entzündungen

Frage	Eine ernste Komplikation, die im Gefolge einer Eiterbeutelbildung im periapikalen Gebiet auftreten kann, ist die Entzündung des Kieferknochens. Beschreiben Sie bitte kurz die Entstehung der Kieferknochenentzündung und das Krankheitsbild!	Antwort	Gelingt es dem Organismus nicht, die Entzündung vom gesunden Gewebe abzugrenzen, kommt es zur unbegrenzten Ausbreitung des Eiters. Ursachen für diese Ausbreitung können sein: • hohe Anzahl der Erreger, • Virulenz der Erreger, • schlechte Abwehrlage des betroffenen Organismus. Die Krankheitskeime dringen ungehindert im Knochen voran. Im Knochenmark finden sie reichlich Nährstoffe für ihren Stoffwechsel. Das betroffene Knochengewebe stirbt ab. Um das abgestorbene Knochengewebe können sich bindegewebige Wucherungen bilden. Der Patient empfindet ein schwere Krankheitsgefühl und leidet meist unter Fieber und heftigen Kieferschmerzen.
Frage	Die engen Lagebeziehungen zwischen dem Zahnsystem im Oberkiefer und den Kieferhöhlen sind dafür verantwortlich, dass entzündliche Prozesse der Oberkieferseitenzähne leicht auf die Kieferhöhlen übergreifen können. Beschreiben Sie bitte Entstehung und Krankheitsbild der odontogenen Kieferhöhlenentzündung!	Antwort	• Die odontogene Kieferhöhlenentzündung geht in der Regel von einer chronischen oder akuten Entzündung der Gewebe rund um die Wurzelspitze eines Oberkieferseitenzahns aus. Die Erreger bahnen sich einen Weg zur Kieferhöhle und befallen die Schleimhaut, welche diese Höhle auskleidet. • Die entzündete Schleimhaut schwillt an, es kommt wie bei jeder Entzündung zu Exsudat- und oft auch zu Eiterbildung. Der Patient erleidet starke Schmerzen, die

			über die ganze betroffene Gesichtsseite ausstrahlen können. • Zur Infektion der Kieferhöhlen kann es auch kommen, wenn bei einer Zahnextraktion die Kieferhöhle eröffnet und anschließend nicht wieder verschlossen wird. Die stets in der Mundhöhle vorhandenen Bakterien können in die Kieferhöhle eindringen.
Frage	Zu welchen Komplikationen kann eine unbehandelte Kieferhöhlenentzündung bzw. Kieferhöhlenvereiterung führen?	**Antwort**	Die Krankheitserreger können aus der Kieferhöhle auswandern in die Siebbeinzellen und weiter in die Stirnhöhlen oder sogar in die Augenhöhlen.
Frage	Eine besondere Form der odontogenen Entzündungen stellen Schwierigkeiten beim Zahndurchbruch dar, die zu Schädigungen von Zahnfleisch, Zähnen und Kieferknochen führen können. Welche Ursachen für erschwerten Zahndurchbruch kann man unterscheiden und welche Krankheitsfolgen können auftreten?	**Antwort**	• Die häufigste Ursache für einen erschwerten Zahndurchbruch ist Platzmangel. Der nachwachsende Zahn findet keine Lücke und bleibt im Kieferknochen stecken oder bricht an falscher Stelle durch. Seltenere Ursachen sind überzählige Zähne, Verletzungen der Kieferknochen oder Fehlbildungen der Kieferknochen. • Zu Entzündungen kommt es insbesondere, wenn Zähne teilweise durchbrechen. Sie heben über sich eine Schleimhautkapuze hoch, unter der sich Speisereste ansammeln, die schnell von Bakterien besiedelt werden. In dem Schlupfwinkel unter der Kapuze entwickelt sich eine eitrige Entzündung, die ohne Behandlung auf den Kieferknochen übergreifen kann.

Odontogene Entzündungen

Termini

Frage	Wie lautet der Terminus für das Gebiet bzw. die Gewebe um die Wurzelspitze?	**Antwort**	*Periapikales Gebiet bzw. periapikale Gewebe.*
Frage	Wie lauten die Termini für 1. chronische Entzündung der Gewebe, welche die Wurzelspitze umgeben, 2. akute Entzündung der Gewebe, welche die Wurzelspitze umgeben?	**Antwort**	1. *Parodontitis apicalis chronica,* 2. *Parodontitis apicalis acuta.*
Frage	Wie heißt mit dem Terminus der feste Bindegewebssack (gefüllt mit abgestorbenen Zellen, Bakterien und Toxinen), der sich bei einer chronischen apikalen Parodontitis an der Wurzelspitze bilden kann?	**Antwort**	*Apikales Granulom*
Frage	Setzen Sie bitte die Termini ein! 1. Wurzelhautentzündung 2. Eiterbeutel 3. Unter der Knochenhaut liegender Eiterbeutel 4. Unter der Schleimhaut liegender Eiterbeutel 5. Gesichtsschwellung 6. Dünner Ausgang eines Eiterbeutels (chronisches Stadium der eitrigen Entzündung)	**Antwort**	1. *Desmodontitis* 2. *Abszess* 3. *Subperiostaler Abszess* 4. *Submuköser Abszess* 5. *Parulis* 6. *Fistel*

Frage	Übersetzen Sie bitte folgende Termini! 1. Sublingualer Abszess 2. Submandibulärer Abszess 3. Perimandibulärer Abszess 4. Palatinaler Abszess	**Antwort**	1. *Eiterbeutel unter der Zunge* 2. *Eiterbeutel im Bereich unter dem Unterkieferknochen* 3. *Eiterbeutel, der sich vom Unterkieferrand ausgehend zur Wange ausbreitet* 4. *Eiterbeutel im Gaumenbereich*
Frage	Wie lauten die Termini für: 1. Kieferhöhlenentzündung, 2. Kieferhöhlenvereiterung?	**Antwort**	1. *Sinusitis maxillaris,* 2. *Antrumempyem.*
Frage	Wie lauten die Termini für: 1. erschwerten Zahndurchbruch, 2. Steckenbleiben eines Zahns im Kiefer?	**Antwort**	1. *Dentitio difficilis,* 2. *Zahnretention (retinierter Zahn).*

Parodontopathien

Parodontopathien

Abbildungen beschriften

Frage	Was ist auf der Zeichnung dargestellt?	Antwort	A = Auf dem Zahnfleisch liegende Plaques bzw. Zahnstein (supragingivale Plaques bzw. Konkremente) B = Unter dem Zahnfleisch liegende Plaques bzw. Zahnstein (subgingivale Plaques bzw. Konkremente)
Frage	Beschreiben Sie bitte anhand der Zeichnungen die Entstehung einer abnormen Zahnbeweglichkeit!	Antwort	A = Normale Verankerung des Zahns im Parodontium. B = Durch starke Kippbewegungen reißen die Sharpeyfasern, der Alveolarknochen beginnt sich in den Druckzonen zurück zu bilden. C = Erweiterter Parodontalspalt.

Frage	Benennen Sie bitte die auf der Ausschnittszeichnung der Zahnfleischmanschette dargestellten Einzelheiten!	Antwort	A = Wurzelhaut mit Sharpeyfasern B = Alveolarknochen C = Supragingivale Plaque, aus der Bakterien und Bakteriengifte auswandern D = Zahnfleischepithel
Frage	Ordnen Sie den Zeichnungen bitte die Krankheitsbezeichnungen zu! • Gingivitis simplex • Gingivitis ulcerosa	Antwort	A = Gingivitis ulcerosa (auch ANUG = akute, nekrotisierende, ulceröse Gingivitis genannt) B = Gingivitis simplex (auch einfache Schmutzgingivitis genannt)

Parodontopathien

Frage	Was ist auf der Zeichnung dargestellt? 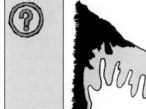	Antwort	Subgingivale Plaques bzw. Konkremente in einer Zahnfleischtasche. Diesen Erkrankungszustand nennt man Parodontitis marginalis superficialis = oberflächliche Zahnbettentzündung.
Frage	Die Abbildungen zeigen schematisch das Krankheitsbild der Parodonditis marginalis profunda. Erläutern Sie bitte! 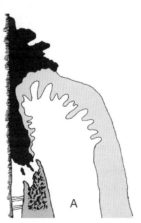 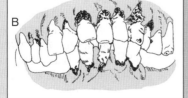	Antwort	A = Die Zahnfleischtasche ist so tief, dass Bakterien und ihre Gifte den Alveolarknochen erreichen, der infolge des Entzündungsprozesses kraterförmig abgebaut wird. B = Das äußere Erscheinungsbild der Parodontitis marginalis profunda ist gekennzeichnet durch hochgradig entzündetes Zahnfleisch, das sich unregelmäßig zurückbildet. Zahnhälse und sichtbare Teile der Zahnwurzeln sind mit Plaques bzw. Konkrementen bedeckt.

Frage	Was stellt die Zeichnung dar?	Antwort	Im Verlauf der primär nicht entzündlichen Parodontosis ist das Zahnfleisch blass (schlecht durchblutet) und bildet sich zurück, wobei oft die Zahnfleischpapillen zwischen den Zähnen normal ausgezogen bleiben und sich das marginale Zahnfleisch in bindegewebigen Wülsten verdickt: sog. McCall-Girlanden.
Frage	Welche Zeichnung stellt eine Epulis dar?	Antwort	Zeichnung B stellt eine Epulis, einen gutartigen Tumor auf dem Zahnfleisch dar. Zeichnung A zeigt das Krankheitsbild einer allgemeinen Zahnfleischwucherung, wie sie z.B. infolge einer Behandlung mit bestimmten Medikamenten (Hydantoin-Präparate) auftreten kann.

Theoretische Kenntnisse

Frage	Was versteht man unter Parodontopathien? Erläutern Sie bitte kurz!	Antwort	Das Parodontium ist die funktionelle Einheit aus Wurzelzement, Wurzelhaut, Alveolarknochen und Zahnfleisch zur Verankerung der Zähne im Kiefer. Unter der Bezeichnung Parodontopathien fasst man alle Erkrankungen des Zahnhalteapparats zusammen, die am marginalen Parodontium

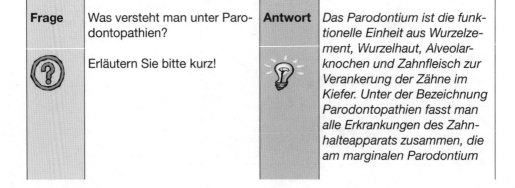

			beginnen und zu einer Lockerung der Zahnverankerung und zum Verlust der Zähne führen können.
Frage	Welche Krankheitsformen kann man bei den Parodontopathien unterscheiden?	**Antwort**	**Parodontopathien** — Entzündliche Krankheitsformen — Abbauende Krankheitsformen — Wuchernde Krankheitsformen
Frage	In der Regel ist nicht eine Ursache allein für eine Parodontopathie verantwortlich, sondern es treten mehrere Ursachen zusammen (deshalb müsste man auch genauer von „vorwiegend" entzündlichen, abbauenden oder wuchernden Krankheitsformen sprechen). Welche Ursachenkomplexe kann man unterscheiden?	**Antwort**	**Ursachen der Parodontopathien** → Bakterielle Infektionen des marginalen Parodontiums → Fehlbelastungen der Zähne → Erbliche Faktoren → Allgemeinerkrankungen
Frage	Erläutern Sie bitte die Bedeutung bakterieller Infektionen des marginalen Parodontiums für das Parodontopathiegeschehen!	**Antwort**	*Plaques, die am Zahnhals auf dem Zahnfleisch liegen, verursachen Entzündungen der Zahnfleischmanschette. Das geschädigte Zahnfleisch löst sich vom Schmelz, die Plaques dringen am Zahnhals weiter unter das Zahnfleisch vor. Es entstehen Zahnfleischtaschen, die ausgesprochene Faulgruben darstellen. Werden in die Plaques Mineralstoffe eingelagert, verhärten sie sich mit der Zeit zu Zahnstein.*

Frage	Welche Rolle spielen Fehlbelastungen der Zähne für das Parodontopathiegeschehen?	**Antwort**	Normalerweise treffen die erheblichen Druck- und Zugbelastungen, die beim Kauen auftreten, den einzelnen Zahn nur für eine sehr kurze Zeit. Werden einzelne Zähne oder ganze Gebissabschnitte dauerhaft zu stark und falsch belastet, kommt es zu Schädigungen der Sharpeyfasern. Der Zahn lockert sich und drückt beim Kauen auf die Zahnfleischmanschette, deren Durchblutung dadurch behindert wird und sich zurück bildet. Je mehr sich der Zahn lockert, desto stärker drückt er beim Kauen auf die Wände der Alveole; der Alveolarspalt erweitert sich.
Frage	Welche Ursachen kommen für Fehlbelastungen der Zähne in Frage?	**Antwort**	• Fehlstellungen von Zähnen. • Schlecht sitzende Kronen und Füllungen sowie mangelhaft angepasster Zahnersatz. • Fehlende, nicht ersetzte Zähne, so dass die Nachbarzähne in die Lücke kippen und der entsprechende Zahn des Gegenkiefers keinen Antagonisten hat. • Schlechte Angewohnheiten (z. B. Kauen auf Gegenständen, einseitiges Kauen, Knirschen und Pressen).
Frage	Welche erblichen Faktoren können am Parodontopathiegeschehen beteiligt sein?	**Antwort**	• Plaquebildung am Zahnhals wird gefördert durch Zahnengstand. • Bei den vorwiegend abbauenden Parodontopathien scheint eine gewisse erbliche Belastung (Zu weicher

Parodontopathien 211

			Kieferknochen? Minderwertige Ausbildung der Sharpeyfasern?) vorzuliegen. Insgesamt spielen Erbfaktoren aber nicht die entscheidende Rolle!
Frage	Allgemeinerkrankungen sind niemals die direkte Ursache von Parodontopathien, können aber die Entstehung fördern. Nennen Sie bitte Beispiele!	**Antwort**	• Alle Faktoren, welche die Immunabwehr des Organismus schwächen, erhöhen natürlich die Anfälligkeit für Infektionen der Zahnfleischmanschette (z. B. schwere Infektionskrankheiten, Erkrankungen des Immunsystems, Diabetes mellitus, schwere Ernährungsmängel, hohes Alter). • Ein Sonderfall ist die Epilepsie, bei der es während eines Krampfanfalls zu heftigem Zähnepressen und -knirschen kommen kann. • Hormonelle Umstellungen können manchmal (!) Parodontopathien fördern (vgl. Karies).
Frage	Beschreiben Sie bitte in Stichworten den Ablauf einer vorwiegend entzündlichen Parodontopathie vom Beginn bis zum „bitteren Ende"!	**Antwort**	Plaquebildung auf, später unter dem Zahnfleisch ↓ Entzündungen der Zahnfleischmanschette ↓ Entstehung einer Zahnfleischtasche und Rückgang des Zahnfleischs ↓ Abbau des Alveolarknochens ↓ Erhöhte Zahnbeweglichkeit und Zahnverlust

Frage	Die Parodontosis ist eine primär nicht entzündliche Erkrankung. Trotzdem treten zu dem abbauenden Krankheitsgeschehen oft Entzündungen hinzu. Warum? Nennen Sie bitte mögliche Begründungen!	**Antwort**	*• Durch die Fehlbelastungen der Zähne wird die Zahnfleischmanschette schlecht durchblutet, wodurch die Abwehrbereitschaft gegenüber Mikroorganismen in diesem Bereich geschwächt wird.* *• Da sich das Zahnfleisch zurück zieht und der Zahn nur noch locker in der vergrößerten Alveole sitzt, können Schmutz und Mikroorganismen in den Parodontalspalt eindringen.* *(Außerdem sind die frei liegenden Zahnhälse gegenüber Karies gefährdet!)*
Frage	Von den durch eine Entzündung verursachten Schwellungen und – manchmal – Wucherungen des Zahnfleischs abzutrennen sind die echten Parodontome, die primär nicht durch eine Entzündung bedingt sind. Nennen Sie bitte mögliche Ursachen für Parodontome!	**Antwort**	Parodontome betreffen das Zahnfleisch. Man kann • erbliche Faktoren, • dauernde Reizungen des Zahnfleisch – etwa durch überstehende scharfe Kronen- und Füllungsränder oder durch Prothesenteile und • medikamentöse Ursachen (z. B. Hydantoinpräparate, wie sie bei Epilepsiekranken eingesetzt werden können) unterscheiden. Bei allen Zahnfleischwucherungen können Entzündungen sekundär hinzu kommen!

Termini

Frage	Was versteht man unter dem marginalen Parodontium?	**Antwort**	Die Zahnfleischmanschette, die den Zahnhals umgibt.
Frage	Setzen Sie bitte die Termini ein! 1. Entzündliche Parodontopathie 2. Abbauende Parodontopathie 3. Wuchernde Parodontopathie	**Antwort**	1. Parodontitis 2. Parodontosis 3. Parodontom
Frage	Setzen Sie bitte die Termini ein! 1. Auf dem Zahnfleisch liegende Plaques 2. Unter dem Zahnfleisch liegende Plaques 3. Mineralisierte Plaques (Zahnstein)	**Antwort**	1. Supragingivale Plaques 2. Subgingivale Plaques 3. Konkremente
Frage	Was bedeuten die folgenden Termini? 1. Gingivitis 2. Gingivitis simplex 3. Gingivitis ulcerosa (ANUG)	**Antwort**	1. Zahnfleischentzündung 2. Einfache „Schmutzgingivitis" 3. Geschwürige Zahnfleischentzündung (akute, nekrotisierende, ulceröse Gingivitis, verursacht durch schrauben- und fadenförmige Bakterien)

Frage	Übersetzen Sie bitte! 1. Oberflächliche Zahnbettentzündung (Taschenbildung) 2. Tief liegende Zahnbettentzündung	Antwort	1. *Parodontitis marginalis superficialis* 2. *Parodontitis marginalis profunda*
Frage	Wie lautet der Terminus für einen gutartigen Tumor auf dem Zahnfleisch?	Antwort	*Epulis*

Erkrankungen der Mundschleimhaut 215

Erkrankungen der Mundschleimhaut

Theoretische Kenntnisse

Frage	Die Mundschleimhaut kann von vielen unterschiedlichen Krankheitsformen betroffen sein. Welche Gruppen von Mundschleimhauterkrankungen kann man unterscheiden?	Antwort	**Mundschleimhauterkrankungen** → Infektiöse Entzündungen → Allergische Erkrankungen → Verhornungsstörungen → Tumorerkrankungen
Frage	Die Mundschleimhaut ist ständig von einer großen Anzahl verschiedenster Mikroorganismen besiedelt. Trotzdem hat man nicht ständig infektiöse Entzündungen. Welche Faktoren können die Entstehung einer Mundschleimhautentzündung fördern?	Antwort	• Schwächung des Immunsystems. • Massenhafte Vermehrung der Mikroorganismen infolge schlechter Mundhygiene oder schlechter Gebissverhältnisse mit zahlreichen „Schmutznischen". • Verletzungen der Mundschleimhaut durch z. B. scharfe Kanten an Füllungen, Kronen oder Prothesen, Druckgeschwüre. • Reizungen der Mundschleimhaut durch z. B. scharfe und/oder heiße Speisen, hochprozentigen Alkohol oder Rauchen.

Frage	Die häufigste Mundschleimhauterkrankung ist die einfache Mundschleimhautentzündung. Wodurch wird sie verursacht?	Antwort	Die einfache Mundschleimhautentzündung wird durch die immer in der Mundhöhle vorhandenen Bakterien verursacht und geht meistens aus von einer einfachen Zahnfleischentzündung. In seltseneren Fällen beginnt das Krankheitsgeschehen durch eine Verletzung der Mundschleimhaut oder geht von den Mandeln aus.
Frage	Beschreiben Sie bitte kurz Ursachen und Krankheitsbild der geschwürigen Mundschleimhautentzündung und Mundfäule!	Antwort	Die geschwürige Mundschleimhautentzündung wird durch faden- und schraubenförmige Bakterien verursacht. Die Mundschleimhaut ist hochrot, geschwollen, schmerzt erheblich und zerfällt geschwürig. Starker Mundgeruch tritt auf, Fieber ist nicht selten. Geht die Mundschleimhaut in Fäulnis über, spricht man von Mundfäule. Zahlreiche braunschwarze Geschwüre bedecken die Mundschleimhaut, die nekrotisch zerfallen. Aasartiger Mundgeruch tritt auf. Die Erkrankungen treten häufiger bei Kindern und jungen Erwachsenen im Anschluss an eine allgemeine Infektionskrankheit auf oder bei Patienten mit stark geschwächtem Immunsystem.
Frage	Unter den Viruserkrankungen der Mundschleimhaut spielen die Herpesviren eine entscheidende Rolle. Welche Herpeserkrankungen der Mundschleimhaut kann man unterscheiden?	Antwort	**Herpes simplex Viren** Normalerweise ist die durch Herpes simplex Viren verursachte Erkrankung, der Lippenherpes, auf die Übergangszone zwischen Schleim-

Erkrankungen der Mundschleimhaut 217

haut und Haut am Mundwinkel oder an den Lippenrändern beschränkt. Die Erkrankung kann jedoch – vor allem im Kleinkindalter – auf die gesamte Mundschleimhaut übergreifen.

Da fast alle Menschen Virusträger sind, müssen weitere Faktoren hinzukommen, damit es zur akuten Erkrankung kommt, z. B. Allgemeinerkrankungen, andere Infektionserkrankungen, starke Sonneneinstrahlung, Verdauungsstörungen, psychische Belastungen.

Herpes zoster Viren

Zoster, auch „Gürtelrose" genannt, tritt überwiegend bei älteren Menschen auf. Für die Zahnmedizin von Interesse ist der Befall des zweiten und dritten Asts des Trigeminusnerven.

| **Frage** | Beschreiben Sie bitte kurz die Krankheitsbilder der durch Herpes simplex und Herpes zoster Viren verursachten Erkrankungen in der Mundschleimhaut! | **Antwort** | • Herpes simplex Viren verursachen juckende, manchmal schmerzende, prall mit heller Flüssigkeit gefüllte Bläschen von Stecknadelkopf- bis Reiskorngröße, die nach 8 bis 10 Tagen unter Krustenbildung eintrocknen und narbenlos abheilen.

• Herpes zoster Viren verursachen ebenfalls Bläschen, die zunächst mit heller Flüssigkeit, später mit Eiter gefüllt sind. Die Haut ist geschwollen und oft treten heftige Schmerzen auf. Die Bläschen platzen bald und |

			bedecken sich mit Schorf. Oft bleiben die Schmerzen auch nach Abheilen der Blasen (narbenlos) noch bestehen.
Frage	Was versteht man unter Aphthen?	**Antwort**	• Aphthen nennt man im Deutschen auch „Schwämmchen". Es handelt sich um kleine Blasen mit kreisrundem, roten Hof. Die Blasen platzen nach kurzer Zeit und das Gewebe zerfällt. Es entsteht ein scharf begrenztes rundliches Geschwür, das heftige, brennende Schmerzen bereitet und nach 10 bis 14 Tagen ohne Narbenbildung abheilt. • Man unterscheidet Aphthen, die durch eine Virusinfektion (vor allem Herpesviren) hervorgerufen werden und in der Regel in größerer Zahl auftreten, von einzeln auftretenden, in Schüben entstehenden Aphthen, die nicht infektiös sind und für welche die Ursache noch unbekannt ist. Man vermutet, dass erblich disponierte Patienten auf psychische Belastungen mit solcher Aphthenbildung reagieren.
Frage	Welche relativ häufige Pilzerkrankung der Mundschleimhaut kennen Sie?	**Antwort**	• Die häufigste Pilzerkrankung der Mundschleimhaut ist Soor und wird durch den Pilz Candida albicans verursacht, der bei sehr vielen Menschen in der Mundhöhle, aber auch im Genitalbereich und an anderen feuchtwarmen Haut- und Schleimhautpartien vor-

Erkrankungen der Mundschleimhaut 219

kommt. Zu einer Erkrankung durch diese Pilze kommt es in der Regel nur bei Massenvermehrung z. B. infolge eines geschwächten Immunsystems oder einer längeren Antibiotikabehandlung (Bakterien konkurrieren normalerweise mit den Pilzen).

- Auf entzündlich geröteter Mundschleimhaut bilden sich weißliche, fleckförmige oder auch flächige Pilzrasen, die eine Dicke von mehreren Millimetern erreichen können. Diese Pilzrasen haften fest auf der Schleimhaut. Nur in sehr seltenen, ungünstigen Fällen (extreme Abwehrschwäche) dringen die Pilze auch in tiefere Gewebeschichten ein, so dass sie mit dem Blut in entferntere Organe verschleppt werden können.

Frage Syphilis ist eine sexuell übertragbare Krankheit, welche durch spiralförmige Bakterien verursacht wird und sich sehr oft auch (!) im Bereich der Mundschleimhaut an der Lippe oder Zunge durch Entzündungsherde äußert. Beschreiben Sie bitte kurz Symptome der Syphilis in der Mundschleimhaut	**Antwort** Syphilis ist eine Krankheit, die in drei Stadien verläuft. • 1. Stadium An der Lippe bildet sich eine bräunlichrote, knötchenförmige Gewebsverdickung bis zur Größe einer 1-Cent-Münze. Die Gewebsverdickung fühlt sich hart an, zerfällt aber bald geschwürig und heilt auch ohne Behandlung nach 5 bis 8 Wochen ab. • 2. Stadium Wochen später können Rötungen der Mundschleimhaut sowie linsengroße,

weißliche Flecken, die eine stark erregerhaltige Flüssigkeit absondern, auftreten.

- 3. Stadium
Das Spätstadium der Syphilis äußert sich – oft erst nach Jahren – in der Mundschleimhaut durch die Bildung großer, tiefer Geschwüre, bevorzugt am harten Gaumen und an der Zunge.

Frage	Allergien sind Überreaktionen des Immunsystems auf bestimmte Stoffe, gegenüber denen der jeweilige Patient sensibilisiert ist. Bei einem allergischen Anfall kann es zu heftigen Allgemeinreaktionen kommen, z. B. Kreislaufzusammenbruch, Atemnot, Erbrechen und plötzlicher Herzstillstand, die eine sofortige Behandlung im Krankenhaus erfordern. Welche allergischen Erscheinungen können in der Mundschleimhaut auftreten und welche Substanzen aus der zahnmedizinischen Praxis kennen sie, die oft Allergien auslösen können.	**Antwort**	*In der Mundschleimhaut können Schwellungen (evtl. bis in den Rachen. Atemnot möglich!), Rötungen, heftiger Juckreiz und Brennen auftreten.* *Zahlreiche Substanzen, die in der Zahnmedizin Anwendung finden, können Allergien auslösen, z. B. Metalle und Kunststoffe, Zahn- und Prothesenreinigungsmittel, Lutschpastillen, Medikamente.*
Frage	Schleimhaut verhornt normalerweise nicht, eine Verhornung der Mundschleimhaut ist also immer eine Anomalie. Warum müssen Verhornungen der Mundschleimhaut immer genau überwacht werden?	**Antwort**	*Verhornungen der Mundschleimhaut, wie sie z. B. bei starken Rauchern auftreten können oder aber aufgrund unbekannter Ursachen bei manchen Menschen vorkommen, können in seltenen Fällen in einen bösartigen Tumor*

Erkrankungen der Mundschleimhaut

			übergehen. Man betrachtet solche Verhornungen deshalb als Präkanzerosen (sog. „Vorkrebs").
Frage	Die meisten Tumorerkrankungen der Mundschleimhaut werden nicht in einer zahnärztlichen Praxis behandelt. Oft ist es aber der Zahnarzt/die Zahnärztin, welche sie zuerst entdeckt. Welche beiden großen Gruppen von Tumoren unterscheidet man?	**Antwort**	Man unterscheidet gutartige und bösartige Tumore. Gerade im Bereich der Mundhöhle können sehr bösartige Tumore auftreten. Zu welcher Kategorie ein Tumor gehört, kann – bis auf Ausnahmefälle – genau nur durch eine Untersuchung des Tumorgewebes festgestellt werden. Die Gewebeentnahme und gewebliche Tumordifferenzierung gehören nicht zum Arbeitsbereich der Zahnmediziner. Der Zahnarzt/die Zahnärztin werden Patienten im Verdachtsfall immer zu einem Spezialisten schicken!

Termini

Frage	Wie lauten die Termini für: 1. Mundschleimhautentzündung, 2. einfache Mundschleimhautentzündung, 3. geschwürige Mundschleimhautentzündung, 4. Mundfäule, 5. Druckgeschwür?	**Antwort**	1. Stomatitis, 2. Stomatitis simplex, 3. Stomatitis ulcerosa, 4. Stomatitis gangränosa, 5. Dekubitus.

Frage	Setzen Sie bitte die Termini ein! 1. Lippenherpes 2. Herpetische Mundschleimhautentzündung 3. Herpes des Trigeminusnerven	Antwort	1. *Herpes labialis* 2. *Stomatitis herpetica* 3. *Zoster trigemini*
Frage	Was versteht man unter einer Stomatitis aphthosa?	Antwort	*Das Auftreten von zahlreichen Aphthen in der gesamten Mundschleimhaut.*
Frage	Wie lautet der Terminus für die Soorerkrankung?	Antwort	*Candidiasis oder Candidose*
Frage	Setzen Sie bitte der Termini für folgende Verhornungsstörungen der Mundschleimhaut ein! 1. Netzförmige weißliche Verhornungen unbekannter Ursache vorwiegend im Wangenbereich 2. Weiße Hautverdickung, oft am Gaumen	Antwort	1. *Lichen ruber planus* 2. *Leukoplakie*

Zysten

Zysten

Abbildungen beschriften

Frage		Antwort	
	Die Abbildungen zeigen zwei Arten von Zysten, wie sie im Bereich der Zähne vorkommen können. Welche Zystenarten sind dargestellt? 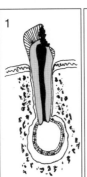 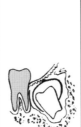		1. Radikuläre Zyste 2. Follikuläre Zyste
	Die Abbildungen zeigen modellhaft die Entstehung einer Zyste an der Wurzelspitze. Beschreiben Sie die Stadien bitte in Stichworten!  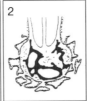		1. Epithelgewebe der Wurzelhaut beginnt zu wuchern. 2. Zwischen den Epithelsträngen bilden sich Hohlräume. 3. Die Hohlräume verschmelzen miteinander zu einem Zystenbalg.

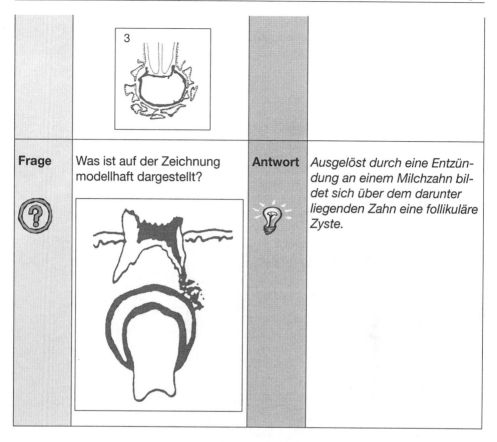

| Frage | Was ist auf der Zeichnung modellhaft dargestellt? | Antwort | *Ausgelöst durch eine Entzündung an einem Milchzahn bildet sich über dem darunter liegenden Zahn eine follikuläre Zyste.* |

Theoretische Kenntnisse

| Frage | Was versteht man unter Zysten? | Antwort | *Zysten sind krankhafte Hohlräume in Knochen oder Weichteilen, die mit Flüssigkeit oder Gewebebrei gefüllt sind.* |
| | | | *Die Zysten besitzen eine Wand aus Bindegewebe, sind innen mit Epithelgewebe ausgekleidet und nehmen langsam und stetig an Größe zu. Dabei verdrängen sie das umliegende Gewebe.* |

Zysten

			Zysten sind primär keine Entzündung, aber der Zysteninhalt kann sich entzünden, wenn er z. B. von Bakterien besiedelt wird.
Frage	Welche Zystenarten kann man unterscheiden?	**Antwort**	*Man unterscheidet* • *Stauungszysten und* • *echte Zysten = Fehlbildungszysten.*
Frage	Wie entstehen Zysten?	**Antwort**	• *Stauungszysten entstehen, wenn das Sekret einer Drüse nicht abfließen kann.* • *Fehlbildungszysten entstehen, wenn während der embryonalen Entwicklung Epithelgewebe in tiefere Körperschichten gerät. Manchmal (z. B. ausgelöst durch eine Entzündung in dem betreffenden Gebiet) beginnen die Epithelreste zu wachsen und eine „Blase" zu bilden.*
Frage	Was versteht man unter einer Ranula?	**Antwort**	*Die Ranula („Fröschleinzyste") entsteht, wenn einer oder beide Drüsengänge der Unterzungenspeicheldrüse verschlossen sind und der Speichel nicht abfließen kann. Unter der Zunge wölbt sich ein mit Speichel gefüllter Sack vor.* *Eine Abflussbehinderung des Speichels kann durch eine angeborene Fehlbildung des Drüsengangs, entzündliche Vernarbungen, Verletzungen oder Verstopfung z. B. durch Speichelsteine verursacht werden.*

| Frage | Welche Fehlbildungszysten im Bereich der Zähne kennen Sie? Wie entstehen diese Zysten? | Antwort 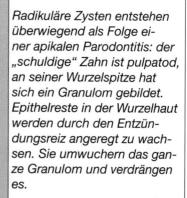 | Man unterscheidet

• radikuläre und
• follikuläre Zysten.

Radikuläre Zysten entstehen überwiegend als Folge einer apikalen Parodontitis: der „schuldige" Zahn ist pulpatod, an seiner Wurzelspitze hat sich ein Granulom gebildet. Epithelreste in der Wurzelhaut werden durch den Entzündungsreiz angeregt zu wachsen. Sie umwuchern das ganze Granulom und verdrängen es.

Folliküläre Zysten entwickeln sich aus dem Epithel der „Zahnglocke" über noch nicht durchgebrochenen Zähnen. Auslösende Reize für die Wucherung des Zahnglockenepithels können Entwicklungsstörungen der Zahnleiste oder Entzündungen an den Wurzeln der darüber liegenden Milchzähne sein. |

Termini

| Frage | Wie lauten die Termini für:

1. Stauungszyste der Unterzungenspeicheldrüsen,
2. Fehlbildungszyste an der Wurzelspitze,
3. Fehlbildungszyste über einem nicht durchgebrochenen Zahn? | Antwort | 1. Ranula,
2. radikuläre Zyste,
3. follikuläre Zyste. |

Fehlbildungen und Wachstumsstörungen

Fehlbildungen und Wachstumsstörungen

Abbildungen beschriften

Frage	Welche Spaltbildungen sind auf den Zeichnungen dargestellt? 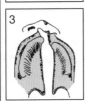	**Antwort**	1. Lippenspalte 2. Lippen-Kiefer-Spalte 3. Lippen-Kiefer-Gaumenspalte 4. isolierte Gaumenspalte
Frage	Welche Kiefer- und Bissanomalien sind auf den Zeichnungen dargestellt? 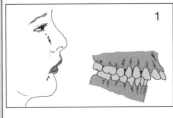 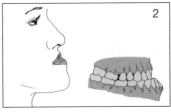	**Antwort**	1. Vorstehender Oberkiefer (maxilläre Prognathie) 2. Vorstehender Unterkiefer (Progenie oder mandibuläre Prognathie)

Spezielle Pathologie

Frage	Wie heißen die dargestellten Fehlbisse?	Antwort	1. Offener Biss 2. Deckbiss (tiefer Biss)

Theoretische Kenntnisse

| Frage | Was versteht man unter Fehlbildungen und Wachstumsstörungen? | Antwort | • Fehlbildungen entstehen durch eine Störung der embryonalen Entwicklung. Sie können erbliche Ursachen haben oder – häufiger – durch schädigende Umwelteinflüsse auf den Embryo verursacht werden.

• Wachstumsstörungen bilden sich erst nach der Geburt. Wie die embryonalen Entwicklungsstörungen können sie erbliche und äußere Ursachen haben. |
| Frage | Spaltbildungen im Lippen-Kiefer-Gaumenbereich sind die häufigsten Fehlbildungen beim Menschen.

Wann entstehen diese Spaltbildungen? | Antwort | Das menschliche Gesicht bildet sich aus verschiedenen Organanlagen, z. B. den beiden Oberkieferanlagen, der Zwischenkieferanlage und den beiden Gaumenbeinanlagen.

Während der Embryonalentwicklung verwachsen diese Anlagen miteinander (die Knochennähte sind am Schädel in der Regel noch deutlich er- |

Fehlbildungen und Wachstumsstörungen 229

kennbar!), und zwar verschmelzen zuerst die Knochen, etwas später die Weichteile:

- Ende der 5. Embryonalwoche verschmelzen die Oberkieferbeine und der Zwischenkiefer miteinander.
- In der 7. bis 8. Embryonalwoche verwachsen die Gaumenbeine.

Störungen des Verwachsungsprozesses führen zu den verschiedenen Spaltbildungen.

Frage Welche Spaltbildungen im Lippen-Kiefer-Gaumenbereich kann man unterscheiden?

Nennen Sie bitte die Spalttypen und beschreiben Sie sie kurz!

Antwort
- *Lippenspalten verlaufen in der Oberlippe etwa zwischen den seitlichen Schneidezähnen und dem Eckzahn. Der Nasenflügel auf der von der Spalte betroffenen Seite ist seitlich verzogen. Lippenspalten können einzeln oder doppelseitig auftreten.*
- *Lippen-Kiefer-Spalten sind dadurch gekennzeichnet, dass die Oberlippe seitlich gespalten und die Knochennaht zwischen Zwischenkiefer und Oberkiefer nicht geschlossen ist. Lippen-Kiefer-Spalten reichen bis zum Zwischenkieferloch. Sie können einseitig und doppelseitig auftreten.*
- *Lippen-Kiefer-Gaumenspalten nennt man auch Totalspalten. Die Oberlippe ist seitlich gespalten, Zwischenkiefernaht sowie die Naht zwischen den beiden*

Oberkieferbeine und die Naht zwischen den Gaumenbeinen sind nicht geschlossen. Einseitige und doppelseitige LKG-Spalten treten etwa gleich häufig auf.

- *Isolierte Gaumenspalten entstehen, wenn die beiden Gaumenfortsätze der Oberkieferbeine und die beiden Gaumenbeine nicht miteinander verwachsen.*

Frage: Welche Fehlbildungen der Zähne kennen Sie?

Antwort: *Fehlbildungen der Zähne betreffen den*

- *Aufbau der Zahnhartsubstanzen,*
- *die Zahnform und Zahngröße,*
- *den Zahndurchbruch und*
- *die Anzahl der Zähne.*

Außerdem gibt es noch Anomalien der Zahnstellung (Zahnengstand oder lückige Zahnreihe).

Frage: Welche Ursachen für Fehlbildungen der Zähne kann man unterscheiden?

Antwort:
- *Erbfaktoren*
- *Vorgeburtliche Schädigungen durch z. B. Infektionskrankheiten der Mutter und Ernährungsmängel (Vitamin D!).*

Frage: Was versteht man unter Kiefer- und Bissanomalien?

Antwort: *Eine Störung der normalen Okklusion und Artikulation infolge von Anomalien der Kieferform oder Kiefergröße und/oder der Zahnstellung nennt man Kiefer- und Bissanomalien oder Fehlbisse.*

Fehlbildungen und Wachstumsstörungen

			Fehlbisse können zu Folgeerkrankungen u. a. der Zähne und des Kiefergelenks führen und rufen oft einen unharmonischen Gesamteindruck des Gesichts hervor.
Frage	Welche Ursachen können Kiefer- und Bissanomalien haben?	**Antwort**	• *Erbfaktoren* • *Wachstumsstörungen durch Ernährungsmängel (Vitamin D!) und Fehlbelastungen der Zähne während der Kindheit (z. B. Daumenlutschen).*

Frage	Was versteht man unter Progenie?	**Antwort**	*Progenie bedeutet wörtlich übersetzt „vorstehendes Kinn".*
			
			Die Unterkieferzahnreihe ist nach mesial verschoben (Mesialbiss), im Frontzahnbereich kommt es zu einem sog. Kopfbiss oder Zangenbiss, bei dem die Schneidekanten der OK- und UK-Schneidezähne wie bei einer Zange aufeinander stehen oder sogar zum verkehrten Überbiss, d. h. die Unterkieferfrontzähne stehen vor den Oberkieferfrontzähnen.
			
			Man unterscheidet:
			
			• *Echte Progenie*
			  Es liegt eine erblich bedingte Vergrößerung des Unterkiefers vor.
			
			• *Unechte Progenie*
			  Es liegt eine Wachstumshemmung des Oberkiefers vor.

Frage	Was versteht man unter Prognathie?	**Antwort**	Prognathie bedeutet wörtlich übersetzt „vorstehender Kiefer". In der Regel wird mit dem Ausdruck der vorstehende Oberkiefer bezeichnet. Die Prognathie kann durch Wachstumsstörungen, die zu einem Größen- und Stellungsmissverhältnis zwischen Oberkiefer und Unterkiefer führen, verursacht sein (Überentwicklung des Oberkiefers, Unterentwicklung und Zurückverlegung des Unterkiefers), kann aber auch durch intensives langes Daumenlutschen hervorgerufen werden. Im Seitenzahnbereich erscheint bei Okklusion oft die Unterkieferzahnreihe nach distal verschoben (Distalbiss).
Frage	Was versteht man unter folgenden Krankheitsbezeichnungen? 1. Kreuzbiss 2. Deckbiss 3. Offener Biss	**Antwort**	1. Bei dem Kreuzbiss stehen die Buccalflächen der Unterkieferseitenzähne weiter nach außen vor als die entsprechenden Flächen der Oberkieferseitenzähne. 2. Bei dem Deckbiss oder tiefen Biss stehen die Frontzähne – oft nur die mittleren Schneidezähne – des Oberkiefers steil oder sogar etwas nach innen gekippt und übergreifen die Unterkieferfrontzähne nahezu vollständig. Oft liegt eine sehr deutlich ausgeprägte Falte zwischen Unterlippen und Kinn vor.

Fehlbildungen und Wachstumsstörungen 233

3. Bei dem offenen Biss treffen in Okklusionsstellung die Oberkiefer- und Unterkieferzähne nicht aufeinander. Diese Lückenbildung wird meistens durch Daumenlutschen oder eine Wachstumsstörung des Alveolarfortsatzes (Vitamin D Mangel!) verursacht.

Termini

Frage	Wie lautet der Terminus für Kiefer- und Bissanomalien bzw. Fehlbisse?	Antwort	*Dysgnathien*
Frage	Wie lauten die Termini für: 1. mangelhafte Ausbildung des Zahnschmelzes oder Dentins, 2. sehr kleine Zähne im Dauergebiss, 3. sehr große Zähne im Dauergebiss, 4. Zahnunterzahl, 5. Zahnüberzahl, 6. überzählige Zähne?	Antwort	1. *Schmelzhypoplasie bzw. Dentinhypoplasie,* 2. *Mikrodontie,* 3. *Makrodontie,* 4. *Hypodontie,* 5. *Hyperdontie,* 6. *Mesiodentes.*
Frage	Wie lautet der Terminus für eine mehrere Millimeter breite Lücke zwischen den oberen mittleren Schneidezähnen im Dauergebiss?	Antwort	*Diastema*

Frage	Setzen sie bitte die Termini ein! 1. Verfrühter Zahndurchbruch 2. Verspäteter Zahndurchbruch 3. Stark erschwerter Zahndurchbruch	Antwort	1. *Dentitio praecox,* 2. *Dentitio tarda,* 3. *Dentitio difficilis.*
Frage	Wie lauten die Termini für 1. vorstehender Unterkiefer, 2. vorstehender Oberkiefer?	Antwort	1. *Progenie oder mandibuläre Prognathie,* 2. *Prognathie oder maxilläre Prognathie.*

Erkrankungen des Kiefergelenks

Abbildungen beschriften

Frage	Welche Kiefergelenkserkrankung ist in der Zeichnung dargestellt? 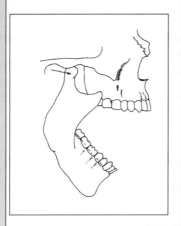	Antwort	*Die Ausrenkung des Kiefergelenks (sog. Mundsperre).*

Theoretische Kenntnisse

| Frage | Welche Ursachen können für Erkrankungen des Kiefergelenks ins Frage kommen? | Antwort | • *Fehl- und Überbelastungen des Kiefergelenks durch z. B. Zahnfehlstellungen, Bissanomalien, schlecht sitzende Füllungen, Kronen oder Prothesen, schlechte Angewohnheiten wie einseitiges Kauen oder Knirschen.*
• *Entzündungsprozesse der Speicheldrüsen oder der Weisheitszähne.* |

- *Allgemeinerkrankungen, z. B. rheumatische Arthritis oder Arthrose.*
- *Zu schlaffe Gelenkkapsel oder zu flacher Gelenkhöcker.*

Termini

Frage	Wie lauten die Krankheitsbezeichnungen bzw. Termini für: 1. Ausrenkung des Kiefergelenks, 2. Öffnungsunfähigkeit des Mundes, 3. narbige Verwachsung des Kiefergelenks?	Antwort	1. *Kiefergelenksluxation (Mundsperre),* 2. *Kieferklemme,* 3. *Ankylose.*

Erkrankungen der Nerven im Gesichtsbereich

Theoretische Kenntnisse

Frage	Bei den Erkrankungen der Nerven im Gesichtsbereich kann man zwischen Reizerscheinungen und Ausfallerscheinungen der Nerven unterscheiden. Wie äußern sich 1. Reizungen eines sensiblen Nerven, 2. Reizungen eines motorischen Nerven, 3. Ausfallerscheinungen eines sensiblen Nerven und 4. Ausfallerscheinungen eines motorischen Nerven?	Antwort	1. Reizungen eines sensiblen Nerven führen zu Nervenschmerzen. 2. Reizungen eines motorischen Nerven führen zu Krämpfen. 3. Ausfallerscheinungen eines sensiblen Nerven führen zu Empfindungslosigkeit des entsprechenden Körpergebiets. 4. Ausfallerscheinungen eines motorischen Nerven führen zu schlaffen Lähmungen.
Frage	Wie äußert sich die Reizung der sensiblen Fasern des Nervus trigeminus und welche Ursachen kann man unterscheiden?	Antwort	*Die Erkrankung – Trigeminusneuralgie – äußert sich durch heftige, blitzartig einschießende Schmerzen, oft nach Berührung bestimmter Gesichtshautgebiete oder ausgelöst durch Kauen, Sprechen, Schlucken und Niesen.* *Ursachen können Zahn- und Kieferkrankheiten sein oder starke Kältereize im Gesicht, oft aber lässt sich auch keinerlei Ursache feststellen.*

Abzugrenzen von der Trigeminusneuralgie ist die Entzündung des Trigeminusnervs, die als Folge von entzündlichen Prozessen im Kieferknochen auftreten kann und sich ebenfalls in heftigen Schmerzen äußert.

Frage	Wodurch kann ein Krampf der Kaumuskulatur verursacht werden?	**Antwort**	Kaumuskelkrämpfe können durch Entzündungen der Hirnhäute oder z. B. durch einen Schädelbasisbruch verursacht werden. Vor allem aber tritt der Kaumuskelkrampf, verbunden mit einer Kieferklemme, bei einer Erkrankung an Wundstarrkrampf als ein sehr frühes Symptom auf.
Frage	Was versteht man unter Wundstarrkrampf?	**Antwort**	Wundstarrkrampf ist eine über die ganze Welt verbreitete Infektionskrankheit, die durch Sporen bildende Bakterien verursacht wird. Sporen der Erreger finden sich überall im Erdreich (und an allen Orten, die irgendwie mit Erde in Berührung kommen können!), an Pflanzenteilen und im Tierkot. Sie haben eine praktisch unbegrenzte Lebensdauer und können nur durch Sterilisationsmaßnahmen vernichtet werden. Die Sporen gelangen durch oft nur winzige Verletzungen der Haut oder Schleimhaut in den Organismus, wo sie unter Luftabschluss auskeimen und ein gefährliches Toxin bilden. Dieses Toxin wandert vermutlich in den Nervensträngen der peripheren Nerven in das Zentrale Nervensystem und löst ca. 7 bis 14 Tage nach der

Infektion Krämpfe der Skelettmuskulatur aus, und zwar in der Regel zunächst in der Kaumuskulatur.

Auch die mimische Gesichtsmuskulatur kann betroffen sein: der Patient muss unwillkürlich grinsen.

Die Muskelkrämpfe greifen nach und nach auf die gesamte Skelettmuskulatur über. Der Patient erleidet heftige Schmerzen, sein Bewusstsein aber bleibt bis zum Ende erhalten. Auch bei Behandlung sterben heute noch immer über 50% der Erkrankten.

Der einzig wirksame Schutz vor dieser schweren Erkrankung ist die aktive Impfung, die mindestens alle 10 Jahre wiederholt werden muss!

Frage

Was versteht man unter einer Facialisparese? Wodurch kann sie verursacht werden?

Antwort

- Unter der Facialisparese versteht man die einseitige schlaffe Lähmung der mimischen Gesichtsmuskulatur. Auf der betroffenen Seite hängt der Mundwinkel herunter, die Lidspalte kann nicht richtig verschlossen werden und mimische Bewegungen sind auf der erkrankten Gesichtsseite nicht möglich.

- Ursachen der Facialisparese können Verletzungen oder Entzündungen z. B. des Mittelohrs oder der Ohrspeicheldrüse sein sowie starke Abkühlungen. Auch eine falsch gesetzte Mandibularanästhesie kann die Facialisparese auslösen.

Termini

Frage	Wie lauten die Termini für: 1. eine Reizung der sensiblen Fasern des Trigeminusnervs, 2. Entzündung des Trigeminusnervs, 3. Kaumuskelkrampf, 4. (einseitige) Gesichtsmuskellähmung?	Antwort	1. Trigeminusneuralgie, 2. Trigeminusneuritis, 3. Trismus, 4. Facialisparese.
Frage	Setzten Sie bitte die Termini ein! 1. Wundstarrkrampf 2. „grimmiges Lachen" durch Kaumuskelkrampf bei Wundstarrkrampf	Antwort	1. Tetanus, 2. Risus sardonicus.

Erkrankungen der Speicheldrüsen

Abbildungen beschriften

Frage	Welche Gruppen von Speicheldrüsenerkrankungen kann man unterscheiden?	Antwort	• *Entzündungen,* • *Steinbildungen,* • *Tumore und* • *gestörte Speichelbildung und Speichelabgabe.*
Frage	Welche Ursachen können Entzündungen der Speicheldrüsen haben?	Antwort	*Entzündungen der Speicheldrüsen, insbesondere der Ohrspeicheldrüsen, können* • *im Gefolge von Allgemeinerkrankungen, welche die Abwehrkräfte des Organismus schwächen, oder* • *als fortgeleitete Infektionen bei Abszessen, Kiefer- und Kiefergelenksentzündungen auftreten.* • *Am häufigsten kommt die durch Mumps-Viren verursachte Entzündung der Ohrspeicheldrüse(n) vor.*
Frage	Mumps ist nicht nur eine Erkrankung der Ohrspeicheldrüsen. Welche gefährlichen Komplikationen können im Verlauf einer Mumps-Erkrankung auftreten?	Antwort	*Die Entzündung kann auch die Hoden, die Nebenhoden, die Hirnhäute, das Gehirn, die Bauchspeicheldrüse und die Schilddrüse befallen und so zu möglicherweise lebenslangen Schädigungen führen. Aus diesem Grunde sollte jeder Mensch aktiv gegen Mumps geimpft sein (Erstimpfung im*

			12. bis 18. Lebensmonat; eine spätere Impfung ist aber noch in jedem Alter möglich und bei nicht immunen Personen auch zu empfehlen)!
Frage	Speichelgangsentzündungen behindern den Speichelabfluss. Welche Ursachen kommen für Speichelgangsentzündungen in Frage?	**Antwort**	• Primäre Speichelgangsentzündungen: durch eingedrungene Mikroorganismen oder Ablagerungen im Drüsengang. • Sekundäre Speichelgangsentzündungen: im Gefolge einer Speicheldrüsenentzündung.
Frage	Was versteht man unter Speichelsteinen?	**Antwort**	Speichelsteine bilden sich aus den Mineralsalzen, welche im Speichel enthalten sind. Ihre Verursachung ist noch nicht geklärt (eingedrungene kleinste Fremdkörper?). Speichelsteine können Speichelstauungen, Drüsenschwellungen und Schmerzen verursachen. Sie kommen am häufigsten in den Ausführgängen der Unterzungenspeicheldrüsen vor.
Frage	Den Mangel an Speichel bezeichnet man als Mundtrockenheit. Welche Ursachen kommen in Fragen?	**Antwort**	• Stoffwechselerkrankungen (z. B. Diabetes mellitus), • innere Erkrankungen (z. B. Tumorleiden, Lebererkrankungen), • Fieber, • Vitamin-B-Mangel, • Hormonumstellungen bei Frauen in den sog. Wechseljahren, • anhaltende Durchfälle, • chronische Entzündungen der Ohrspeicheldrüse.

Erkrankungen der Speicheldrüsen

Frage	Die übermäßige Speichelproduktion nennt man Speichelfluss. Welche Ursachen kommen in Frage?	Antwort	• *Mundschleimhauterkrankungen,* • *Erkrankungen des Magen-Darm-Trakts,* • *Schwangerschaft,* • *Wechseljahre,* • *Vergiftungen,* • *Erkrankungen des Nervensystems.* *Die plötzliche Ansammlung von Speichel im Mund bei Übelkeit ist ein sicheres Zeichen, dass der betroffene Mensch sich gleich erbrechen muss.*

Termini

Frage	Wie lautet der Terminus für Mumps (Ziegenpeter)?	Antwort	*Parotitis epidemica*
Frage	Wie lauten die Termini für: 1. Speichelgangsentzündung, 2. Speichelsteinerkrankung?	Antwort	1. *Sialodochitis,* 2. *Sialolithiasis.*
Frage	Setzen Sie bitte die Termini ein für: 1. Mundtrockenheit, 2. Speichelfluss!	Antwort	1. *Sialopenie oder Xerostomie,* 2. *Sialorrhoe oder Ptyalismus.*